Pankaj Gharde
Anoop Sharma
Hrituraj Rohariya

Escore de Alvorado ou Sistema de Escore de Tzanaki na Apendicite Aguda

Pankaj Gharde
Anoop Sharma
Hrituraj Rohariya

Escore de Alvorado ou Sistema de Escore de Tzanaki na Apendicite Aguda

ScienciaScripts

Imprint

Any brand names and product names mentioned in this book are subject to trademark, brand or patent protection and are trademarks or registered trademarks of their respective holders. The use of brand names, product names, common names, trade names, product descriptions etc. even without a particular marking in this work is in no way to be construed to mean that such names may be regarded as unrestricted in respect of trademark and brand protection legislation and could thus be used by anyone.

Cover image: www.ingimage.com

This book is a translation from the original published under ISBN 978-620-2-05237-5.

Publisher:
Sciencia Scripts
is a trademark of
Dodo Books Indian Ocean Ltd. and OmniScriptum S.R.L publishing group

120 High Road, East Finchley, London, N2 9ED, United Kingdom
Str. Armeneasca 28/1, office 1, Chisinau MD-2012, Republic of Moldova, Europe
Printed at: see last page
ISBN: 978-620-7-69290-3

ÍNDICE

CAPÍTULO 1. INTRODUÇÃO

A apendicite aguda é mais frequentemente encontrada clinicamente como um abdómen agudo[1] .

É uma das causas mais comuns de emergência cirúrgica. A apendicite aguda é um problema importante enfrentado por cirurgiões e radiologistas na rotina diária.

Pode evoluir para perfuração e ter uma elevada mortalidade e morbilidade. É por isso que os cirurgiões operam os casos em vez de esperar ou optar por um tratamento conservador.[2] A apendicite aguda tem a capacidade de simular outras condições e pode também ser imitada por outras patologias. Estão a ser envidados muitos esforços no sentido de um diagnóstico e tratamento precoces. Cerca de 6% da população sofre desta doença pelo menos uma vez na vida.[3] O exame clínico dá uma precisão de 71% a 97%.[4] Para aumentar a precisão do diagnóstico da apendicite aguda, hoje em dia, faz-se USG (ultrassonografia), TC (tomografia computorizada), laparoscopia e até imagiologia com isótopos radioactivos.[5][6][7][8]

A apendicite aguda é mais comum entre as 2nd e as 4th décadas de vida. A sua idade média é de 31,3 anos e a idade média é de 22 anos. A predominância do sexo masculino em relação ao feminino é de 1,21,3: 1[1] .

O enviesamento do diagnóstico em doentes com achados clínicos atípicos tem resultado em apendicectomias desnecessárias, variando entre 8% e 33%, com uma média de cerca de 20%; alguma literatura refere que este valor é de 15-30% do total de casos e que a perfuração pode ocorrer em até 35% dos casos.[9]

De acordo com a literatura anterior, a apendicite é multifatorial. Verifica-se que os factores comportamentais e ambientais desempenham um papel significativo no desenvolvimento da apendicite, factores como alterações nos hábitos alimentares, adulterações alimentares, consumo de dietas mistas, factores ambientais como alterações sazonais, em particular hiperplasia linfoide fria, matéria vegetal ou sementes, parasitas ou uma neoplasia.

Reginald Fitz foi a primeira pessoa a relatar os sinais e sintomas clássicos da apendicite aguda no ano de 1886. [10] Por vezes, mesmo uma apresentação clássica pode apresentar características e condições invulgares.

O diagnóstico na gravidez é difícil devido à deslocação inferior do apêndice à medida que a gravidez avança. O atraso no tratamento pode causar a morte do feto, da mãe ou de ambos.[11][12]

Throbjarnarson e Lochur, Loius et al. e Hubbeel et al. observaram a variação nas apresentações clínicas; observaram também que há uma maior incidência de perfuração apendicular e complicações que causam a morte nos idosos. Nos casos de apêndice pélvico, há irritação do reto com exsudados peritoneais infectados que provocam diarreia. Em 1967, Martin descreveu a associação entre a perfuração neonatal do apêndice e a doença de Hirschsprung. Pode dever-se a uma sobredistensão do ceco e do apêndice devido a uma obstrução.

O mais importante é que, se a operação não conseguir aliviar os sintomas do doente, todos perderam tempo e, além disso, causaram-lhe incómodo e sofrimento sem qualquer ganho terapêutico.[13]

A taxa de apendicectomia negativa manteve-se constante em 10 por 10 000 doentes por ano. A percentagem de erros de diagnóstico de apendicite é significativamente mais elevada nas mulheres do que nos homens (22,9 - 9,3%).[14][15][16] Lewis et al, em 1975, afirmaram que a operação de apêndice negativo é acompanhada pelo espetro habitual de complicações pós-operatórias imediatas em cerca de 15% dos doentes. [17]

Devido às múltiplas apendicectomias negativas ao longo do tempo, os investigadores conceberam vários sistemas de pontuação para o evitar, um dos quais é o sistema de pontuação de Tzanaki. O sistema de pontuação de Tzanakis foi inicialmente conduzido na Universidade de Atenas, Faculdade de Medicina, Grécia, por Nicolaos E Tzanakis em 2005.[18]

As pontuações de Alvarado e de Alvarado modificado foram desenvolvidas para ajudar no diagnóstico, mas ambos os sistemas de pontuação têm uma sensibilidade e especificidade fracas quando aplicados em populações do Médio Oriente e da Ásia.[19][20]

Devido a um dilema na exatidão do diagnóstico clínico e para saber qual o melhor sistema de pontuação no diagnóstico da apendicite aguda, decidimos realizar este estudo no nosso instituto. Este estudo comparativo do diagnóstico de apendicite aguda utilizando o sistema de pontuação de Tzanakis e de Alvarado modificado é o primeiro a ser efectuado no nosso instituto.

CAPÍTULO 2. FINALIDADE E OBJECTIVOS

OBJECTIVO:

Comparar a sensibilidade, a especificidade e a exatidão diagnóstica do sistema de pontuação de Tzanakis e de Alvarado modificado e saber qual o melhor sistema de pontuação no diagnóstico da apendicite aguda.

OBJECTIVOS:

1. Conhecer a incidência de apendicite aguda em função do género.

2. Conhecer a incidência etária da apendicite aguda.

3. Estudar os sinais clínicos e os parâmetros laboratoriais na apendicite aguda.

4. Comparar a eficácia diagnóstica do sistema de pontuação de Tzanakis e de Alvarado modificado para o diagnóstico de apendicite aguda.

CAPÍTULO 3. REVISÃO DA LITERATURA

REVISÃO HISTÓRICA

A existência do apêndice já era conhecida quando as pirâmides estavam a ser construídas, porque certos frascos coptas que continham intestinos, inscritos com referências ao "Verme do intestino" e livros herméticos de Thoth e "Livros dos Mortos", contêm declarações que provavelmente se referem ao apêndice.[21] Leonardo da Vinci e outros, em 1492, representaram claramente o órgão nos seus desenhos anatómicos. Chamou-lhe "orquídea", literalmente orelha, para designar o apêndice auricular do ceco.

Berengas Da Carpi, em 1524, fez a primeira descrição completa do apêndice e da perfuração apendicular.[22]

Vido vidius, no ano de 1530, nomeou pela primeira vez o órgão semelhante a um verme como o apêndice vermiforme.

O grande erudito Erasmo (1530) foi o primeiro a registar um caso de apendicite com formação de abcesso.

Andreas Vesalius (1534), professor de anatomia em Ponda, fez uma descrição pormenorizada do apêndice normal no seu tratado "Defabrica Alumni Corporis".[22]

Morgagni, na sua "Adversaria Anatomica", dedicou uma parte da sua obra ao apêndice, para descrever o seu tamanho normal, a sua localização e as suas relações com outras estruturas.[23]

Verghen (1710) cunhou a palavra "apêndice".[23]

Lorenz Hester (1711) fez a primeira boa descrição de um caso de apendicite aguda numa autópsia de um criminoso executado.

Lieberkuhn, no ano de 1739, publicou um estudo de caso sobre o apêndice. Ele descreveu, pela primeira vez, criptas na mucosa, que leva seu nome.

Caludius Amyand (1736) realizou a primeira apendicectomia e este caso foi relatado nas transacções filosóficas da Royal Society.[24]

Heister (1755) - reconheceu que o apêndice pode ser o local da inflamação primária aguda.[22]

Lawson Tait (1880) - um pioneiro da cirurgia abdominal na Grã-Bretanha, realizou a primeira apendicectomia planeada numa rapariga com um abcesso apendicular. Ela sofria de dor na fossa ilíaca direita. Este marco na história da apendicite não é relatado por Tait até 1890. Mais tarde, John Shepherd redescobriu o importante contributo de Tait. Em 1887, Morton, de Filadélfia, diagnosticou e excisou com êxito um apêndice agudamente inflamado dentro da cavidade do abcesso.

John Parkinson (1812) registou um caso comprovado de apendicite aguda; um rapaz de 5 anos morreu 48 horas após o início de dores abdominais agudas e vómitos. A autópsia revelou um apêndice agudamente inflamado e que continha um fecólito. O médico afirmou que não havia doença no ceco ou no apêndice proximal, mas sim na ponta do apêndice.

O médico francês Louyer Villermany (1824) foi o primeiro a provar que o apêndice podia ser o local da inflamação com base no estudo de dois jovens que morreram pouco depois do início da dor abdominal. Verificou-se que cada um deles tinha um apêndice gangrenado e um ceco normal. Melier, em 1827, confirmou estes resultados.[25]

O Barão Gullaume Dupuytren e Goldbeck, em 1830, promoveram a teoria de que a inflamação surgia no tecido celular que rodeava o ceco (tifilite e peritifite).

Bright e Addison (1839) - publicaram o seu primeiro livro de texto, descrevendo os sinais e sintomas que acompanham a inflamação e a perfuração do apêndice. [23]

Wyes killer (1842) - fez uma apresentação intitulada "Observations in the inflammatory conditions of caecal appendix" (Observações sobre as condições inflamatórias do apêndice cecal). [23]

Samuel Fenwick (1884), em Londres, exortou a comunidade cirúrgica a operar um apêndice perfurado assim que o diagnóstico fosse sempre certo.

Fitz (1886) - professor de medicina em Harvard, publicou a sua monografia clássica sobre 25 doentes com doenças perfurantes do apêndice vermiforme, com especial referência ao diagnóstico e tratamento precoces. Fez uma descrição lúcida e lógica das características clínicas e descreveu em pormenor as alterações patológicas da doença. Foi o primeiro a utilizar o termo "apendicite". Fitz sugeriu que a apendicectomia seria essencial para a cura.

Mc Burney (1889) Nova Iorque - descreveu as características clínicas da apendicite aguda e foi pioneiro na remoção do apêndice agudamente inflamado antes da ocorrência de perfuração, tendo também concebido a incisão de divisão do músculo (Grid Iron), que recebeu o seu nome. O ensino de Murphy em Chicago popularizou ainda mais a intervenção precoce. [22]

Em 1901, Homes descreveu um caso em que a porção proximal do apêndice estava situada extraperitonealmente. Em 1904, Briggs citou um caso de uma rapariga de 20 anos de idade em que a extremidade do apêndice se encontrava tanto retrocaecal como extraperitoneal. Em 1905, Kelly e Hurdon descreveram um caso de apêndice retrocaecal enterrado operado por Follis. Kelly citou um caso operado por Finney em 1898, no qual um apêndice retro-cecal não só era retro-peritoneal como também tinha a ponta enterrada na substância do músculo psoas.

Albert Ochsner (1910) - em Chicago e James Sherren em Londres, defendiam uma linha de tratamento conservadora nos casos tardios.[26]

Moynihan (1912) - propôs que a maioria das úlceras pépticas tinha origem num apêndice previamente doente ("G astralgia apendicular").

Luhmann J et al. (1980) - demonstraram que a experiência clínica é o elemento mais importante para provar o diagnóstico de apendicite aguda que deve ser operada.[27]

Deutsch et al. (1981) - foram os primeiros a relatar a visualização ultra-sónica do apêndice inflamado.[28]

Teicher I et al. (1983) - descreveram os problemas relacionados com o diagnóstico confuso da apendicite aguda, evidenciado pela taxa de laparotomias negativas. Para avaliar a viabilidade desta diminuição do erro de diagnóstico foi criado um sistema de pontuação para ajudar no diagnóstico da apendicite aguda e concluíram que o sistema de pontuação poderia ter eliminado mais de 1/3rd de laparotomias desnecessárias.[29]

Butchman TG et al. (1984) salientaram que qualquer doente observado devido a uma doença não cirúrgica do abdómen que não melhore significativamente durante um breve período de terapia específica ou de apoio adequada deve ser cuidadosamente reavaliado como potencial candidato a cirurgia. Apesar da proliferação de testes laboratoriais e procedimentos de imagiologia acessíveis, o diagnóstico precoce da apendicite aguda depende das competências clínicas do médico. Um elevado índice de suspeição é crucial.[30]

Burns RP et al. (1985) revelaram um aumento estatisticamente significativo da incidência de perfuração no grupo etário mais velho. Foi registada uma progressão fisiopatológica mais rápida da apendicite aguda com o aumento da idade.[31]

Alvarado A et al., em 1986, descreveram um sistema de pontuação prático que inclui sensibilidade localizada no quadrante inferior direito, leucocitose, migração da dor, desvio para a esquerda, elevação da temperatura, náuseas, vómitos, anorexia e dor de ressalto direta.[20]

Bailey LE et al. (1986) descreveram que as queixas apresentadas, o exame físico e as análises laboratoriais não se revelaram úteis para estabelecer o diagnóstico. Uma intervenção cirúrgica rápida contribuiu provavelmente para a baixa incidência de perfuração.[11]

Nakhgevany KB et al. (1986) afirmaram que, para evitar apendicectomias negativas, recomenda-se a observação interna e o exame simultâneo da doente por um cirurgião e um ginecologista.[32]

Puyleart JBCM et al. (1986) utilizaram a ultrassonografia como ferramenta para diagnosticar o apêndice. A ultrassonografia foi realizada com transdutor de 5M Hz ou 7,5 MHz usando a técnica de compressão graduada. O apêndice foi visualizado, seu diâmetro e espessura foram anotados, líquido livre, íleo e sensibilidade no ponto de Mc Burney foram encontrados.[33]

Olutola PS (1988) referiu que a presença de níveis no quadrante inferior direito ou de ileus localizado, ou ambos, provaram ser os sinais mais fiáveis de apendicite aguda.[17]

Abu-Yousef MM et al. (1989) utilizaram pela primeira vez transdutores de alta resolução de 5 a 7,5 MHz para comprimir o intestino e deslocar o gás interferente no quadrante inferior direito e visualizaram diretamente o apêndice inflamado com uma sensibilidade que varia de 80 a 95 por cento, uma especificidade de 95 a 100 por cento e uma precisão de 91 a 95 por cento. Também é possível diferenciar a apendicite aguda do apêndice gangrenoso e perfurado. A ecografia de alta resolução é atualmente o método de diagnóstico de eleição para a apendicite, particularmente em doentes com achados clínicos equívocos. Foram discutidos a técnica, os valores normais e patológicos e as limitações da ecografia.[34]

Paul man AA et al. (1991) - descreveram os achados da tomografia computorizada, um apêndice inflamado com mais de 6 mm de diâmetro, demonstraram também alterações periappendiculares e inflamatórias observadas na tomografia computorizada.[35]

Christian F et al. (1992) - também demonstraram uma taxa de apendicectomia negativa utilizando 5 critérios: dor abdominal, vómitos, sensibilidade no quadrante inferior direito, febre baixa e leucocitose.[36]

Korner H et al. (1997) - estudaram durante um período de 10 anos, de 1987 a 1997, a taxa global de apendicectomia diminuiu paralelamente à diminuição da taxa de apendicectomia acidental.[37]

Gupta H et al. (1997) referiram que a USG é útil em doentes nos quais o diagnóstico é equívoco através da história e do exame físico. É especialmente adequada para avaliar o quadrante inferior direito ou a dor pélvica em doentes pediátricos e do sexo feminino. Deve ser identificado um apêndice normal (6 mm ou menos de diâmetro) para excluir a apendicite. Um apêndice inflamado mede normalmente mais de 6 mm de diâmetro, não é compressível e é sensível com compressão focal. Outras doenças do quadrante inferior direito, como a doença inflamatória intestinal, a diverticulite ceacal, o divertículo de Meckel, a endometriose e a doença inflamatória pélvica podem dar resultados falsos positivos.[38]

Rao PM et al. (1997) - descreveram a precisão da TC para identificar um apêndice normal melhor do que a ultrassonografia.[39]

Gallindo Gallego et al. (1998) - relataram que a ultrassonografia combinada com a pontuação de diagnóstico clínico aumenta a precisão do diagnóstico em pacientes com suspeita de apendicite; a alta especificidade da ultrassonografia é útil para o diagnóstico diferencial de patologias associadas, como mucocele do apêndice, linfadenite mesentérica, ileíte aguda, doença de Crohn e distúrbios ginecológicos.[40]

Fingerhut A et al. em 1999 descreveram este facto como um instrumento potencial para decidir o número de apendicectomias negativas realizadas. No entanto, a morbilidade associada à anestesia laparoscópica e à anestesia geral só é aceitável se estiver presente uma patologia que exija tratamento cirúrgico e seja passível de técnicas laparoscópicas. A questão de deixar um apêndice normal in situ é controversa; 17 a 26% dos apêndices normais aquando da exploração apresentavam achados patológicos e histológicos.[41]

Sudhir Kumar Mohanty et al. (2000) - citaram a pontuação de Alvarado modificada combinada com a ecografia, que pode ser utilizada como uma forma barata e económica de confirmar a apendicite aguda, reduzindo assim a taxa de apendicectomia negativa.[42]

Geryk B et al. (2000) - efectuaram um estudo retrospetivo da clínica e da histopatologia da apendicite aguda em crianças, confirmando o achado de apêndice feito pelo cirurgião e pelo patologista em 72,2% e discordando em 27,8%, sendo os achados sobreavaliados em 11,3% e subavaliados em 16,5% dos casos. A concordância é mais próxima no fleimão (88,1%) e mais baixa na apendicite gangrenosa (54,9%). O achado mais frequentemente sobreavaliado é o da apendicite catarral (20,7%). O número de apendicectomias falhadas é, do ponto de vista do patologista, significativamente mais baixo (21,8%) do que do ponto de vista do cirurgião (34,7%), o que indica que não é possível fazer uma avaliação macroscópica exacta da evolução da inflamação do apêndice. O número de apendicectomias "negativas", de acordo com os cirurgiões, é de 15,85% e, de acordo com os patologistas, é de 16,8%, o que é quase igual.[43]

Enochsson L et al. (2001) referiram que a apendicectomia laparoscópica pode ser benéfica em doentes obesos, nos quais pode ser difícil obter um acesso adequado através de uma pequena incisão no quadrante inferior direito. Além disso, pode haver uma diminuição do risco de infeção da ferida pós-operatória após a apendicectomia laparoscópica, mesmo em pacientes obesos.[44]

Bhattacharjee PK et al. (2002) efectuaram um estudo sobre a pontuação modificada de Alvarado e concluíram que a pontuação elevada era uma ajuda fiável no diagnóstico pré-operatório de apendicite aguda e na redução da apendicectomia negativa.[45]

George Mathews John et al. (2002) realizaram um estudo sobre 140 casos de dor no quadrante inferior direito, estudados ao longo de um período de 2 anos em doentes que foram submetidos a ultrassonografia abdominal e pélvica. A ultrassonografia é um procedimento não invasivo, que pode ser realizado em todas as instalações e pode ser aplicado a todos os grupos etários e seguro em todas as mulheres grávidas. A USG é capaz de diagnosticar a inflamação do apêndice com uma especificidade de 90 a 99% e uma sensibilidade de 75 a 90%.[46].

Joseph J Naoum et al. (2002) - realizaram um estudo retrospetivo em 194 doentes submetidos a apendicectomia, 114 antes da linha de orientação e 80 após o desenvolvimento da linha de orientação. A taxa de diagnóstico falhado diminuiu de 25 para 6%, a taxa de utilização da TC aumentou de 32 para 84% e a taxa de perfuração permaneceu inalterada. A avaliação por TC de doentes com suspeita de apendicite reduziu significativamente a taxa de apendicectomia negativa para 3,5 a 8,6%.[47]

Sivit CJ (2003) efectuou um estudo sobre a utilização de imagens de corte transversal que se revelaram úteis para a avaliação da suspeita de apendicite aguda em crianças. A USG e a TC, ambas com compressões graduais, têm sido amplamente utilizadas na avaliação imagiológica. As principais vantagens da USG são o seu baixo custo, a ausência de radiação ionizante e a capacidade de avaliar a patologia ovárica, que pode muitas vezes imitar a apendicite aguda em doentes do sexo feminino. As principais vantagens da TC incluem uma menor dependência do operador do que a USG e uma melhor delineação da extensão da doença na apendicite perfurada.[48]

De U. De Krishna K (2004) - relatou um caso de dor no quadrante inferior direito (QDL) numa mulher de 26 anos que foi submetida a apendicectomia há um ano. Foi observada apendicite recorrente no coto do apêndice. Embora a apendicite no coto seja rara, ela deve ser considerada em casos de dor no QDL.[49]

Nguyen NT et al. (2004) analisaram os resultados da apendicectomia laparoscópica versus apendicectomia aberta, tendo obtido dados do consórcio do sistema de saúde universitário, uma base de dados clínicos de todos os doentes submetidos a apendicectomia por apendicite aguda e perfurada entre 1999 e 2003 (n=60 236). As tendências na utilização da apendicectomia laparoscópica foram examinadas ao longo do período de 5 anos. No total, 41 085 doentes foram submetidos a apendicectomia aberta e 19 151 doentes foram submetidos a apendicectomia laparoscópica. A percentagem de apendicectomia laparoscópica aumentou de 20% em 1999 para 43% em 2003. Em comparação com os doentes submetidos a apendicectomia aberta, os doentes submetidos a apendicectomia laparoscópica eram mais frequentemente mulheres brancas, tinham uma menor gravidade da doença e eram menos susceptíveis de ter apendicite perfurada. A apendicectomia laparoscópica foi associada a uma menor duração do internamento hospitalar (2,5 dias vs 3,4 dias), a uma menor taxa de readmissão a 30 dias (1,0% vs 1,3%) e a uma menor taxa de complicações gerais (6,1% vs 9,6%). Não se observou uma diferença significativa no rácio de mortalidade entre a apendicectomia laparoscópica e a apendicectomia aberta (0,5 vs 0,6, respetivamente).[50]

Jones K et al. (2004) revelaram que, se houve uma alteração significativa na taxa de apendicectomia negativa com o aumento da utilização da TAC. Foram efectuadas 389 apendicectomias por apendicite. Registou-se um aumento progressivo da utilização da TC: 52% em 2000, 74% em 2001 e 86% em 2002. Também se registou uma diminuição da taxa de apendicectomia negativa (NA) ao longo de 3 anos; 17% em 2000, 9% em 2001 e 2% em 2002. A taxa de apendicite perfurada diminuiu de 25% em 2000 para 9% em 2002. A utilização adequada como auxiliar no diagnóstico da apendicite aguda deverá diminuir a taxa de apendicite negativa para 2%.[51]

Hansen AJ et al. (2004) - efectuaram um estudo sobre a possibilidade de a TC, por si só, prever com exatidão a gravidade histológica da apendicite aguda em doentes com elevadas probabilidades de contrair esta doença. Recolheu amostras consecutivas de 105 doentes (50 mulheres e 55 homens, com idades compreendidas entre os 15 e os 89 anos) submetidos a apendicectomia não acidental no prazo de 3 dias após a realização de TC abdominal não focada. Os exames de TC e as características histológicas foram reinterpretados retrospetivamente. As variáveis da TC utilizadas no modelo foram a presença de gordura, o diâmetro do apêndice, o líquido dependente, o apendicólito, o ar extra-luminal e a pontuação de confiança global do radiologista. Os resultados da TC, quando utilizados com o modelo de regressão, podem prever com exatidão a gravidade histológica da apendicite aguda em doentes inicialmente observados com uma elevada suspeita clínica.[52]

Kumar S et al. (2004) - analisaram o tratamento de massas apendiculares ao longo de um período de 30 anos. 60 doentes consecutivos com massas apendiculares foram distribuídos aleatoriamente por 3 grupos: grupo A - tratamento conservador inicial seguido de apendicectomia de intervalo 6 semanas mais tarde; grupo B - apendicectomia logo que a massa apendicular se resolvesse com meios conservadores: Grupo C - apenas tratamento conservador. No grupo A, o tempo operatório foi menor, as aderências foram encontradas com menos frequência, a incisão teve de ser alargada com menos frequência e as complicações pós-operatórias foram menores, em comparação com o grupo B. Os doentes do grupo C tiveram a estadia hospitalar mais curta e a duração dos dias de trabalho perdidos: apenas 2 dos 20 doentes deste grupo desenvolveram apendicite recorrente durante um período de acompanhamento de 24-52 (mediana de 33,5) meses. Das 3 modalidades de tratamento comparadas, o tratamento conservador sem apendicectomia subsequente parece ser o melhor.[53]

Blab E et al. (2004) - estudaram os avanços no diagnóstico de apendicite aguda em crianças e adolescentes. Foram abrangidos todos os parâmetros de diagnóstico, como a história clínica do doente (duração e qualidade da dor abdominal, exame de fezes), os exames laboratoriais (leucócitos, proteína C-reactiva), os sintomas clínicos (sensibilidade à palpação, náuseas, vómitos, língua seca) e os exames de ultra-sons (visualização do apêndice), que foram documentados prospectivamente e reavaliados no que diz respeito ao valor diagnóstico. Como parâmetro adicional, foi determinada a prolactina. Foram examinados 1156 doentes (593 do sexo masculino/563 do sexo feminino) com uma idade média de 9,51 anos (+/-1,2 anos) (máx. 15 anos/min. 2,3 anos), encaminhados para o departamento com dor abdominal aguda. 233 (141 homens/92 mulheres; 20,1%) destes doentes, com uma idade média de 10,47 anos (+/-1,1 anos), sofriam de apendicite. Com base na história clínica dos doentes, nos resultados laboratoriais, na investigação clínica inicial e na investigação ecográfica inicial, 173 doentes (74,3% das 233 crianças operadas posteriormente com apendicite) foram diagnosticados com certeza. O diagnóstico de 60 doentes (25,7%) deste grupo permanece incerto. Estes doentes receberam um enema salino e foram submetidos a uma segunda investigação clínica e ecográfica após 4 horas de substituição de fluidos parentéricos. Os restantes 923 doentes (79,83%) tiveram alta e foram seguidos como doentes externos nos dias seguintes. Com base neste procedimento por etapas, a percentagem de apendicite corretamente diagnosticada pode ser aumentada para 97,4%. A medição da prolactina não demonstrou ter qualquer valor no diagnóstico de apendicite aguda. Nas crianças com dor abdominal, só foi possível obter um diagnóstico elevado através de uma avaliação cuidadosamente combinada de todos os parâmetros de diagnóstico individuais e de exames repetidos.[54]

Old JL et al. (2005) - efectuaram um estudo sobre a imagiologia na suspeita de apendicite. A exatidão global do diagnóstico obtida através da história tradicional, do exame físico e de exames laboratoriais foi de aproximadamente 80%. A facilidade e a precisão do diagnóstico variavam consoante o sexo e a idade do doente, sendo mais difícil em mulheres em idade fértil, crianças e idosos. Se o diagnóstico de apendicite aguda for claro a partir da história e do exame físico, justifica-se o encaminhamento cirúrgico imediato. Em casos atípicos, a ultrassonografia e a TC podem ajudar a diminuir a taxa de diagnósticos falso-negativos de apendicite, reduzir a morbidade por perfuração e diminuir as despesas hospitalares. A ultrassonografia é segura e está prontamente disponível, com taxas de precisão entre 71 e 97%, embora seja altamente dependente do ultra-sonografista e difícil em doentes com um grande habitus corporal. Embora haja controvérsia quanto à utilização de meios de contraste e à melhor técnica de TC, a taxa de exatidão da TC situa-se entre 93 e 98%. As desvantagens da TC incluem a exposição à radiação, o custo e as possíveis complicações dos meios de contraste.[55]

Sakellaris G et al. (2005) - efectuaram um estudo sobre apendicite aguda em crianças em idade pré-escolar durante os últimos 11 anos, 122 crianças com menos de 5 anos foram submetidas a apendicectomia com um diagnóstico pré-operatório de apendicite aguda. Aquando da cirurgia, 29 crianças apresentavam apendicite aguda supurativa, 64 crianças com apêndices perfurados e 25 crianças com abcesso apendicular. Neste estudo, foram analisados os seguintes dados: idade, sexo, sintomas, duração dos sintomas, se foi consultado por um médico antes da admissão e da cirurgia, achados físicos, estádio da doença na cirurgia, histologia, complicações pós-operatórias e mortalidade. O diagnóstico exato da apendicite na primeira infância continua a ser uma questão difícil, pelo que a responsabilidade do cirurgião pediátrico consiste principalmente no exame clínico com todas as suas competências e facilidades clínicas e, se ainda existirem dúvidas sérias, em proceder a uma laparotomia para obter um diagnóstico definitivo.[56]

Existem vários sistemas de pontuação para auxiliar o diagnóstico da apendicite aguda. Um deles é o sistema de pontuação de Tzanakis, um estudo realizado pela primeira vez na Universidade de Atenas, Faculdade de Medicina, Grécia, por Nicolaos E Tzanakis et al. em 2005.[18]

Em seguida, foi realizado no Kathmandu Model Hospital Nepal por Sigdel.G.S et al. em 2011.[57]

As pontuações de Alvarado e de Alvarado modificado foram desenvolvidas para ajudar no diagnóstico, mas ambos os sistemas de pontuação têm uma sensibilidade e especificidade fracas quando aplicados em populações do Médio Oriente e da Ásia.[19, 20]

Não foram efectuados muitos estudos para avaliar a precisão do diagnóstico deste promissor sistema de pontuação quando aplicado a populações do subcontinente indiano. Ele publicou o seu artigo em 2011 e, desde então, não foi publicado ou realizado qualquer estudo, tanto quanto sabemos.

De acordo com os nossos conhecimentos, este estudo é o primeiro efectuado no nosso instituto. Comparar a sensibilidade, a especificidade e a exatidão diagnóstica do sistema de pontuação de Tzanakis e de Alvarado modificado e saber qual o melhor sistema de pontuação para o diagnóstico de apendicite aguda.

Hemant Nautiyal et al. (2010)[58] no seu estudo, "Combined use of modified Alvarado score and USG in decreasing negative appendectomy rate" (Utilização combinada da pontuação de Alvarado modificada e da USG na redução da taxa de apendicectomia negativa), demonstraram que a utilização combinada da pontuação de Alvarado modificada e da USG, na tomada de decisões para apendicectomia, tem uma elevada sensibilidade e exatidão, de modo a que os doentes possam ser diagnosticados na fase inicial da apendicite aguda, diminuindo a morbilidade e as complicações pós-operatórias. Devido à elevada sensibilidade (97,14%) e exatidão (92%) da abordagem diagnóstica, 85,71% dos casos de apendicite foram diagnosticados em fase precoce, com uma taxa de perfuração e abcesso de apenas 8,57%, levando a uma taxa de complicações pós-apendicectomia de apenas 5,14%.

Shirzad Nasiri et al. (2012)[59] no seu estudo "Diagnostic values of ultrasound and the Modified Alvarado Scoring System in acute appendicitis" (Valores de diagnóstico da ecografia e do sistema de pontuação de Alvarado modificado na apendicite aguda) mostraram que a pontuação de Alvarado modificada com um valor de corte de 7 deu uma sensibilidade de 65,7%, uma especificidade de 37,5%, um VPP de 89,8%, um VAL de 11,5% e uma exatidão de 62,7%. Concluindo assim que a ultrassonografia e o score de Alvarado modificado são ambos benéficos no diagnóstico da apendicite aguda. Embora a ultrassonografia seja dependente do operador, tem uma sensibilidade e especificidade razoáveis no diagnóstico. Para além disso, um ponto de corte de 6 para o MASS (Modified Alvarado Scoring System) produzirá uma maior sensibilidade e um melhor diagnóstico de apendicite, embora com um aumento da apendicectomia negativa.

EMBRIOLOGIA DO APÊNDICE

O apêndice desenvolve-se na extremidade distal do ceco na 6ª semana de vida intra-uterina. O apêndice desenvolve-se a partir do segmento pós-arterial do intestino médio, juntamente com o ceco, o cólon ascendente e os 2/3 direitos do cólon transverso. Inicialmente, um broto chamado broto cecal surge do segmento pós-arterial muito próximo ao ápice da alça. A parte proximal do botão cresce rapidamente para formar o ceco, mas a parte distal permanece estreita e forma o apêndice.

Posteriormente, a parede lateral do ceco cresce muito mais rapidamente do que a parede medial, pelo que o ponto de fixação do apêndice passa a situar-se no aspeto posteromedial do ceco.

Inicialmente, o ceco encontra-se logo abaixo do fígado e o cólon ascendente não pode ser demarcado. Gradualmente, o ceco desce até à fossa ilíaca direita e as partes ascendente, transversa e descendente do cólon tornam-se distintas.

Na fase final, o duodeno, o cólon ascendente e o cólon descendente tornam-se retroperitoneais pela fusão dos seus mesentérios com a parede abdominal posterior. Mas o mesentério do intestino delgado, do cólon transverso, do cólon sigmoide e do apêndice permanece livre. [60,61,]

VARIAÇÕES CONGÉNITAS:

Ausência congénita

J.O. Robinson (1952) relatou 68 casos de ausência congénita de apêndice.

Duplicação e triplicação

Em 1968, Tinkler relatou a operação de um apêndice triplo numa criança chinesa do sexo masculino com 12 meses de idade e outras anomalias congénitas.

Wall Bridge (1962) classificou a duplicação do apêndice como:

Tipo A

Um único ceco e um apêndice com vários graus de duplicação parcial.

Tipo B

Um único ceco com 2 apêndices completos separados, divididos em:

Tipo B-1

Parece 2 apêndices colocados simetricamente de cada lado da válvula íleo-caecal.

Tipo B-2

Tipo "Taenia coli" - um apêndice do local habitual, o outro do ceco acima do revestimento da taenia a uma distância variável do primeiro.

Tipo C

Um ceco duplo tem um apêndice.

ANATOMIA REGIONAL

CONSIDERAÇÕES GERAIS

O abdómen é dividido em 9 quadrantes por 2 linhas verticais e 2 linhas horizontais. As linhas verticais passam pela linha médio-clavicular e pelos pontos médio-inguinais. As linhas horizontais são trans-pilórica e trans-tubercular. A linha trans-pilórica é uma linha horizontal que passa pelas pontas da 9ª cartilagem costal de cada lado. A linha transtubercular é uma linha horizontal que une os dois tubérculos das cristas ilíacas.

A fossa ilíaca direita é o quadrante lateral direito e o mais inferior. A parede anterior é formada pelos músculos oblíquo externo, oblíquo interno, transverso do abdómen e pela fáscia transversal. Os músculos psoas, quadrado lombar e a fáscia toracolombar formam a parede posterior e, inferiormente, é delimitada pela parte posterior do íleo e pelo músculo ilíaco. A parede lateral é formada pelos músculos oblíquo externo, oblíquo interno, transverso do abdómen, fáscia transversal e, inferiormente, pelo osso ilíaco, coberto pelo músculo ilíaco. [62][63]

ANATOMIA

POSIÇÕES[60],[61]

Treves descreve os seguintes tipos anatómicos, comparando o apêndice com a face de um relógio

Paracólica das 11 horas (situa-se no sulco da face lateral do ceco).

12'o clock retro-ceacal (situa-se atrás do ceco e pode mesmo ser total ou parcialmente retro-caecal).

Pré-ileal à 1 hora

2 horas pós-ileal

Promontório das 3 horas (a ponta do apêndice aponta para o promontório do sacro).

4 horas pélvicas (o apêndice mergulha na pélvis)

6'o clock subcaecal ou inguinal médio.

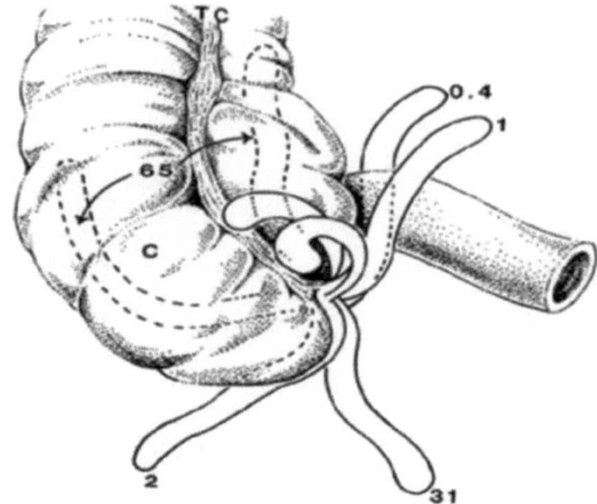

Este diagrama ilustra as posições que o apêndice pode ocupar em relação ao ceco e ao íleo, com frequências de ocorrência (%).

FORNECIMENTO DE SANGUE

Arterial:

A artéria apendicular principal é um ramo da divisão inferior da artéria ileocólica, corre atrás do íleo terminal para entrar no meso-apêndice, a uma curta distância da base do apêndice. Aqui ela dá origem a um ramo recorrente que se anastomosa na base do apêndice com um ramo da artéria cecal posterior. A parte terminal da artéria principal encontra-se na parede do apêndice e pode ser trombosada na apendicite, resultando em gangrena distal ou necrose. As variações são consideráveis. Em cerca de 50% dos casos, existe uma artéria apendicular acessória, um ramo da artéria cecal posterior (artéria de Sheshachalam). A artéria apendicular termina pouco antes da ponta, o que se torna uma causa de perfuração na ponta.

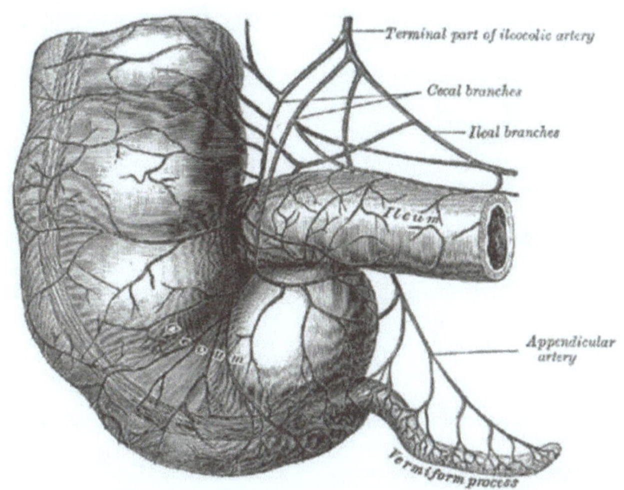

Figura no 3 - Diagrama mostrando o suprimento arterial do apêndice.

Venoso:

A veia apendicular é uma tributária da veia ileocólica, que por sua vez drena para o sistema portal.

Linfáticos:

Através da parede muscular, os linfáticos drenam para nódulos no mesoapêndice. Estes drenam para os nódulos para-cólicos que se encontram ao longo da artéria ileocólica e depois para o grupo mesentérico superior.

ABASTECIMENTO DE NERVOS

Simpático:

Gânglios celíacos e mesentéricos superiores (T11, T12)

Parassimpático:

Nervo vago.

Estes dois nervos formam um plexo à volta da artéria que alimenta o apêndice.

Fossa Para-Appendiceal:

O recesso íleo-cecal superior abre-se medialmente e para baixo, imediatamente acima da parte terminal do íleo. É delimitado à frente pela prega vascular do ceco, que contém os vasos cecais anteriores, medialmente pela parte superior medial do ceco e pelo cólon ascendente e posteriormente pelo íleo terminal e o seu mesentério.

O recesso ileo-caecal inferior abre-se para baixo e medialmente abaixo do íleo terminal. A sua parede anterior é formada pela prega incruenta de Treves que se estende desde o bordo inferior do íleo até ao ceco e à superfície anterior do mesoapêndice. A sua parede posterior é formada pelo mesoapêndice.

Recesso retro-caecal:

Situa-se atrás do ceco, delimitado anteriormente pelo ceco, posteriormente pelo peritoneu parietal e, de cada lado, pelas pregas cecais do peritoneu.

Recesso ileo-caecal superior:

Situa-se atrás de uma prega peritoneal denominada prega vascular do ceco, que contém a artéria cecal anterior. O orifício está virado para baixo e para a esquerda.

Recesso ileo-caecal inferior:

Situa-se atrás de uma prega peritoneal denominada prega incruenta (de Treves). O orifício está virado para baixo e para a esquerda. [63,64,66]

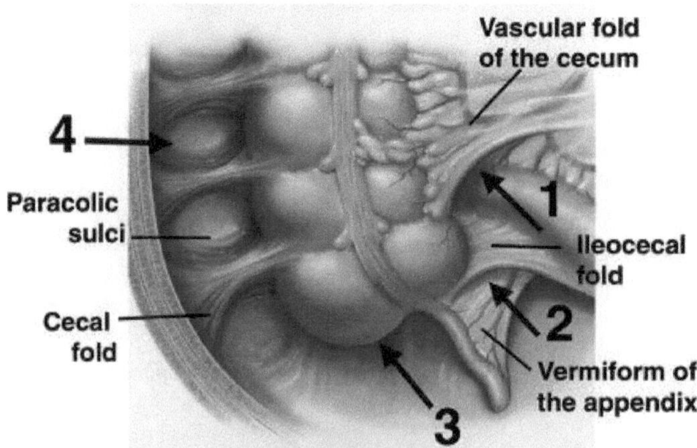

Figura n.º 4 - mostrando vários recessos retro-caecais, ileo-caecais superiores e ileo-caecais inferiores.

HISTOLOGIA [64,65]

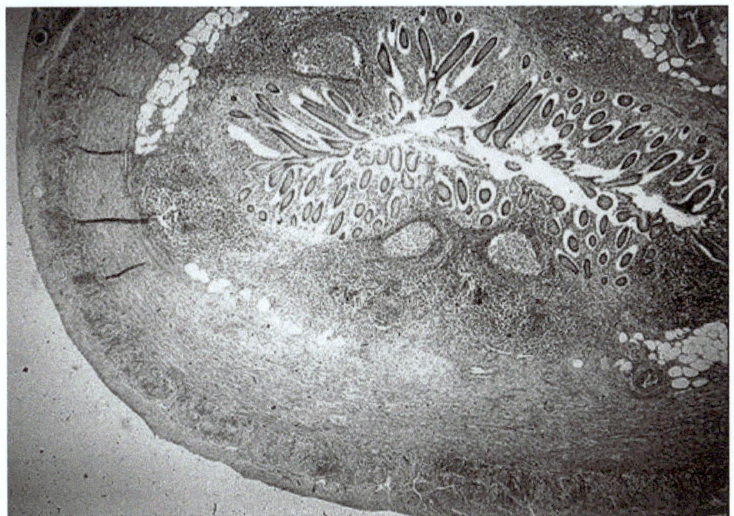

Fig. 5: Fotografia microscópica de um apêndice normal

A estrutura do apêndice é constituída por serosa, muscularis mucosa, submucosa, mucosa e lúmen.

Serosa:

É um revestimento completo, exceto ao longo da ligação mesentérica e existe uma camada sub-serosa de tecido conjuntivo.

Camada Muscularis:

As fibras musculares longitudinais formam uma camada completa e uniformemente espessa, exceto em algumas pequenas áreas onde ambas as camadas musculares são deficientes, deixando a serosa e a submucosa em contacto. Na base, o músculo longitudinal torna-se mais espesso para formar a taenia rudimentar. As fibras musculares circulares formam uma camada mais espessa separada por tecido conjuntivo.

Submucosa:

Contém muitas massas linfóides, que fazem com que a mucosa se projecte para o lúmen, estreitando-o irregularmente. Esta profusão de tecido linfático promoveu a descrição de **"amígdala abdominal"** para o apêndice.

Mucosa:

É coberto por epitélio colunar e células M atenuadas transportadoras de antigénio. As glândulas são poucas, penetrando profundamente no tecido linfoide. O tecido linfoide na lâmina própria contém muitos plasmócitos com linfócitos, eosinófilos, mastócitos e macrófagos embebidos em retículo fibro-celular.

Em muitos mamíferos, especialmente herbívoros, o ceco e o apêndice são grandes e constituem um local muito importante para a digestão da celulose por bactérias simbióticas.

FUNÇÕES DO APÊNDICE HUMANO

1. **Embriológico**
2. **Fisiológico**
3. **Microbiológico**
4. **Bioquímica**
5. **Imunológico**

1. Embriológico

Durante a 5.ª semana fetal, o apêndice desenvolve-se a partir de um botão na junção do intestino delgado e do intestino grosso e sofre um rápido crescimento, transformando-se numa bolsa. Na 6ª semana, há uma alteração transitória na bolsa, indicativa de estar envolvida no rápido desenvolvimento da bolsa. Só após o quinto mês fetal é que a extremidade proximal desta bolsa começa a crescer de forma diferenciada para dar origem ao ceco verdadeiro, que continua a desenvolver-se até à infância.

2. Fisiológico

As células caliciformes que revestem o apêndice, o ceco adjacente e o cólon segregam um tipo especial de muco. Este contém uma elevada concentração de imunoglobulinas do tipo IgA, anticorpos secretórios produzidos para a mucosa e parte da barreira intestinal-sangue.

3. Bacteriológico

Através das células que revestem os folículos linfóides e da sua produção de anticorpos secretórios e humorais, o apêndice estaria envolvido no controlo das bactérias essenciais que passam a residir no ceco e no cólon durante a vida neonatal. Também estaria envolvido no desenvolvimento de tolerância sistémica a determinados agentes antigénicos na via alimentar, sejam eles derivados de bactérias, de alimentos ou mesmo das enzimas proteolíticas do próprio organismo.

4. Bioquímica

Um em cada trezentos espécimes de apendicectomia contém um tumor caricinóide composto por um tipo altamente especializado de células ricas em serotonina. A função exacta de tais agentes em todo o intestino ainda está a ser elucidada, mas verifica-se que estão maioritariamente presentes no apêndice.

5. Imunológico

Esta é a função predominante do apêndice devido à presença de folículos linfóides. Embora se pensasse que o próprio apêndice poderia ser o local de indução de linfócitos B. O apêndice ainda tem um papel nesta função altamente significativa. O apêndice ainda tem um papel nesta função altamente significativa, sabe-se que o seu tecido linfoide está envolvido na produção de anticorpos. Estes anticorpos são de dois tipos: imunoglobulinas do tipo IgA para a imunidade secretora ou da superfície da mucosa e imunoglobulinas Ig-M e Ig-G para a imunidade humoral ou da corrente sanguínea.

A função de tipo acima referida provou que o apêndice faz parte do G.A.L.T (tecido linfático associado ao intestino).

Os factores etiológicos dividem-se em factores predisponentes e factores excitantes.

I.   Factores predisponentes:

1.   Idade: mais comum na 2ª e 3ª décadas. É raro na infância e na velhice. Na infância, o lúmen do apêndice é bastante grande e, na velhice, o apêndice sofre frequentemente uma involução. Durante a adolescência, o apêndice pode obstruir-se e inflamar-se devido à grande proporção de tecido linfoide que contém.

2. Sexo: os homens são mais frequentemente afectados do que as mulheres. Antes da puberdade, o rácio M: F é de 1:1, após a puberdade, é de 2:1 até aos 25 anos.

3. Raça e Dieta: a doença é comum em países altamente civilizados e em certas comunidades, mas rara em distritos rurais remotos e entre povos primitivos. Os nativos que vivem com uma dieta abundante em celulose são imunes à doença, mas quando adoptam a dieta da civilização, perdem essa imunidade. Vários estudos oferecem provas de que uma baixa ingestão de fibras está envolvida na patologia da apendicite. Isto está de acordo com a ocorrência de um reservatório fecal do lado direito e com o facto de a fibra alimentar reduzir o tempo de trânsito.

4. Estatuto social: é mais frequente na classe média. Num estudo de Hossain et al (apendicite aguda: falhas e falácias no diagnóstico clínico). A ocorrência de fecólitos obstrutivos em doentes com apendicite é significativamente mais elevada nos países desenvolvidos do que nos países em desenvolvimento.

5. Sazonal: Mais frequente no inverno. Isto deve-se ao facto de as infecções virais serem mais comuns durante a estação do inverno.

6. Abuso de purgativos: Provocam ondas peristálticas violentas. O resultado é a perfuração do apêndice inflamado. Isto acontece sobretudo no caso do óleo de rícino tomado para dores de estômago.

7. Agentes obstrutivos: Feecólitos: começam a formar-se com o aprisionamento de um pouco de fibra vegetal no lúmen do apêndice, estimulando a secreção e a deposição de muco rico em cálcio. O muco é subsequentemente inspirado à volta da fibra. Eventualmente, as concreções atingem um diâmetro de aproximadamente 1 cm e, se não forem removidas, podem obstruir o lúmen e causar apendicite.

a) Vermes: Ascaridíase, Enterobius vermicularis, Taenia, etc. Podem lesionar a mucosa apendicular e, por vezes, bloquear o seu lúmen.

b) Inchaço do tecido linfoide abundante.

c) Contração de um mecanismo semelhante a um esfíncter na base do apêndice.

d) Contração fibrosa da extremidade proximal devido a ataques anteriores.

e) Dobramento do apêndice por uma banda ou uma dobra.

f) Obstrução distal do cólon: A apendicite aguda pode resultar de um carcinoma obstrutivo, geralmente do cólon direito nos idosos.

g) Corpos estranhos: pequenos fragmentos de osso, metal, sementes, pinos, etc., podem causar danos e provocar inflamação.

h) Agente de contraste de bário.

i) Tumor carcinoide.

II. Factores de excitação:

Dois importantes factores de excitação são a obstrução e a infeção.

1. **Obstrução**: Wangenstein e Bowers encontraram obstrução em 72% dos casos de apendicite supurativa aguda e em 100% dos casos de apendicite gangrenosa. Em consequência da obstrução, o lúmen é distendido, a pressão intraluminal aumenta e o retorno venoso é perturbado, pelo que os vasos se rompem, ocorre hemorragia, a parede é mal oxigenada e invadida por bactérias, o inchaço aumenta e a perfuração é o resultado final.

2. **Infeção**: Infeção causada secundariamente à destruição da mucosa. A cultura revela normalmente um crescimento piogénico misto. Os organismos mais comuns presentes são E. coli, Enterococci, Streptococci não hemolítico, Streptococci anaeróbio, Clostridium welchi e bacteróides anaeróbios.

PATOLOGIA [65]

A inflamação aguda do apêndice pode assumir uma variedade de formas. Um critério histológico para o diagnóstico de apendicite aguda é a infiltração leucocitária polimorfa da muscularis mucosa.

APENDICITE CATARRAL

A inflamação e os sintomas são ligeiros.

Extenso: A serosa tem um aspeto infetado, com uma membrana vermelha granular opaca e os vasos sub-serosos estão congestionados. As úlceras da mucosa estão presentes. O lúmen não está obstruído.

Microscópico: exsudação neutrofílica escassa em toda a mucosa, submucosa e muscularis mucosa.

APENDICITE SUPURATIVA AGUDA

A inflamação é grave e purulenta. A infeção começa no fundo das criptas. A partir daqui, espalha-se na submucosa frouxa, depois na muscularis mucosa e, em seguida, ao longo dos vasos penetrantes até à camada serosa.

Exame macroscópico: o apêndice está inchado e alongado, de cor vermelha viva, com vasos subperitoneais dilatados e exsudado purulento ou fibroso na superfície. Podem existir manchas amarelas na superfície, indicando o início da formação de abcessos. A extremidade está geralmente edemaciada e todo o processo é suscetível de ser mais acentuado na parte distal do que na parte proximal. Um elemento obstrutivo está normalmente presente e é do tipo perigoso.

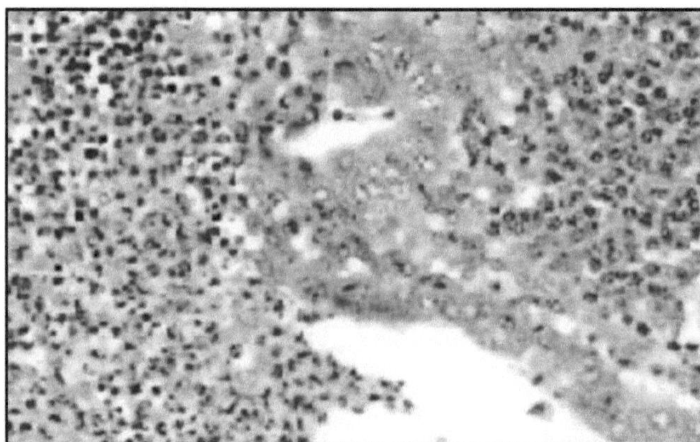

Fig. 07: Fotografia microscópica mostrando um apêndice agudamente inflamado.

Microscópico: Todas as camadas estão congestionadas, edematosas e infiltradas com leucócitos polimorfo-nucleares, mas a mucosa pode apresentar pouca ou nenhuma infiltração. A necrose da mucosa é comum e as massas de membrana morta podem desprender-se, formando úlceras, especialmente nos pontos onde os folículos linfáticos se aproximam da superfície. Pode ocorrer hemorragia dispersa na camada interna, causando apendicite hemorrágica aguda.

A perfuração pode ocorrer em qualquer fase, mas está normalmente associada a gangrena. A ulceração da mucosa pode penetrar nas camadas mucosa e serosa, causando a perfuração. No local da perfuração está frequentemente presente uma concreção feérica, que desempenha evidentemente um papel na sua produção. Pode escapar para a cavidade abdominal. Se a perfuração ocorrer na cavidade peritoneal aberta, resulta numa peritonite generalizada.

APENDICITE GANGRENOSA

Trata-se apenas de uma fase posterior da apendicite aguda. Há morte e putrefação dos tecidos do apêndice, local ou geral, devido à interferência com o fornecimento de sangue devido a dobras ou estenose do apêndice ou trombose do vaso que atravessa o lúmen do apêndice.

APENDICITE RECORRENTE

A apendicite crónica é rara. Apesar de o termo ser frequentemente utilizado pelos cirurgiões como diagnóstico, é difícil para o patologista reconhecer a inflamação crónica. Os doentes são geralmente casos de formas recorrentes da doença.

Extenso: O apêndice está espessado e fibrosado. O lúmen pode estar estreitado ou completamente obliterado.

Microscopia: Infiltração de células mononucleares nas paredes, particularmente na submucosa e frequentemente associada a grandes folículos linfóides. A maioria dos apêndices rotulados como apendicite crónica são, na realidade, exemplos de cura após um ataque agudo.

De facto, para muitos, é duvidoso que exista uma entidade como a apendicite crónica, no sentido de uma inflamação lentamente progressiva sem exacerbações agudas (Boyd).

APPENDICITIS OBLITERANS (Journal of the American medical association, 24 de março de 1894), considera que a oclusão do apêndice vermiforme pode ser devida às seguintes causas isoladas ou combinadas:

1) Destruição da membrana mucosa por ulceração.

2) Infiltração, espessamento e contração da camada muscular.

3) Contração cicatricial prolongada dos exsudados sobre a sua cobertura serosa.

Caracteriza-se por uma obliteração progressiva do lúmen do apêndice, pelo desaparecimento gradual do revestimento epitelial e do tecido glandular e pela produção de tecido de granulação que, por transformação em tecido conjuntivo e por contração cicatricial, elimina os restos de tecido glandular e, finalmente, resulta em obliteração.

As alterações patológicas incipientes ocorrem na membrana mucosa do apêndice ou como um processo intersticial após uma infeção linfática.

Efeito da apendicite na região ileo-caecal:

A reação inflamatória na região ileo-caecal pode levar a edema, aderências agudas e angulação do íleo, levando à obstrução do intestino, obstrução orgânica que se funde com o íleo paralítico.

CARACTERÍSTICAS CLÍNICAS [66]

SINTOMAS

Um doente com apendicite aguda pode apresentar a tríade de dor, vómitos e febre (**tríade de Murphy**), mas nem sempre é assim. São frequentes as apresentações atípicas.

1. Dor: (dor abdominal migratória) na apendicite aguda, devido à inflamação do órgão e ao aumento da pressão intraluminal, os nervos simpáticos são estimulados. Esta dor visceral é sentida inicialmente nas regiões umbilical e epigástrica inferior, como uma dor difusa de intensidade moderada. Por vezes, podem ser sentidas cãibras intermitentes.

Se estiver presente um elemento obstrutivo, sente-se uma dor de cólica. Na apendicite gangrenosa, a dor só é sentida inicialmente, uma vez que as terminações nervosas são destruídas mais tarde.

Quando ocorre uma perfuração e a infeção não é controlada por factores locais ou sistémicos, segue-se uma dor abdominal constante, grave e generalizada de peritonite difusa.

Dor atípica: Apêndice em intestino mal-rotado, produz dor somática no abdómen inferior esquerdo. Também pode ser produzida por um apêndice longo com a ponta na parte esquerda do abdómen.

2. **Vómitos, náuseas, anorexia**: Os vómitos ocorrem geralmente nas fases iniciais do ataque, mas normalmente algumas horas após a dor inicial devido ao piloroespasmo protetor. Muitos doentes não vomitam, mas queixam-se de náuseas. A dispepsia ocorre na maioria dos casos. A perda de apetite e a repulsa por alimentos podem ser consideradas como um grau menor da mesma sensação e têm o mesmo valor para o diagnóstico. Vómitos provocados por uma patologia obstrutiva do intestino.

O grau de náuseas e a frequência dos vómitos nas fases iniciais parecem depender de dois factores - em primeiro lugar, o grau de distensão do apêndice inflamado e, em segundo lugar, a suscetibilidade nervosa reflexa do doente. Os vómitos são mais frequentes nas crianças ou nos doentes cujo aparelho digestivo é facilmente alterado.

Pode considerar-se como uma regra geral importante que a gravidade e a frequência das náuseas e dos vómitos num doente no início de um ataque indicam o grau de distensão do apêndice e, consequentemente, o risco imediato para o doente de que possa ocorrer perfuração. Os vómitos persistentes ocorrem na peritonite difusa.

3. **Perturbações intestinais**: A obstipação é frequente. A diarreia pode ocorrer nas posições pré ou pós-ileal do apêndice, devido à irritação do íleo distal. A posição pélvica do apêndice pode irritar o intestino distal, levando à evacuação frequente do intestino e ao tenesmo.

4. **Perturbações urinárias**: A irritação dos ureteres por um apêndice retro-caecal pode dar origem a dor que imita uma cólica ureteral direita. Pode ocorrer um aumento da frequência da micção, hematúria ou disúria devido à irritação provocada pelo apêndice pélvico inflamado.

5. **Febre**: A febre baixa é comum. Se a febre preceder o início da dor abdominal, o diagnóstico de

apendicite aguda é questionável. Está presente um ligeiro revestimento da língua. Também se pode observar taquicardia e desidratação ligeira. No caso de um apêndice perfurado, o resultado é um quadro completo de peritonite.

SINAIS

Os sinais físicos da apendicite não são específicos, sendo apenas os produzidos pela irritação peritoneal local na fossa ilíaca direita, cuja causa mais comum é a inflamação aguda do apêndice.

Se o apêndice estiver posicionado anteriormente, os sinais físicos podem ser obtidos na parede abdominal anterior. Pode haver uma ligeira restrição de movimentos do abdómen inferior direito com a respiração.

Guarda e Rigidez: A guarda é um processo involuntário e protetor que impede a palpação. A verdadeira guarda e a falsa guarda voluntária devem ser diferenciadas. A guarda está normalmente presente no abdómen inferior direito. A rigidez ocorre quando a peritonite se instala. A rigidez muscular ocorre quando o órgão inflamado está em contacto com o músculo.

TESTES CLÍNICOS DESCRITOS NO ÂMBITO DA APENDICITE[66,67] Sinal de Mc-Burney:

Sensibilidade à palpação profunda sobre o ponto de Mc-Burney, que corresponde à base do apêndice.

Sinal de Rovsing:

A pressão sobre a fossa ilíaca esquerda provoca dor no abdómen inferior direito. Pensava-se, em primeiro lugar, que se devia à deslocação de gás do cólon para o ceco, distendendo-o e ao flegmão inflamatório que o rodeia. Mas Williams provou que este sinal é positivo em lesões inflamadas de qualquer órgão no abdómen inferior direito. Yashi (1958) demonstrou que não há aumento da pressão intra-ceacal ou do cólon distal ao canular o ceco. Este sinal deve-se provavelmente à deslocação das espirais do íleo da fossa ilíaca esquerda para a direita, onde existe peritonite local (Hamilton Bailey).

O sinal de Blumberg:

Demonstração de sensibilidade de ressalto na fossa ilíaca direita, após palpação profunda.

Teste do psoas:

Devido à irritação do músculo psoas na inflamação de um apêndice retro-ceacal, a extensão da coxa direita, estando o doente deitado sobre o lado esquerdo, provoca dor.

Teste do obturador de Cope:

Ao fletir e rodar internamente a coxa direita, se o apêndice inflamado estiver em contacto com o músculo obturador, sente-se dor na região hipogástrica.

Hiperestesia no triângulo de Sherrens (teste de Ligat):

O triângulo de Sherren é formado pelas linhas que unem o umbigo, a espinha ilíaca ântero-superior direita e a sínfise púbica. A dor é provocada quando se pega numa prega de pele e gordura subcutânea e a afasta da parede abdominal, ou quando se afaga com um alfinete. A positividade deste sinal é considerada por alguns clínicos como um bom guia para o diagnóstico de apendicite aguda antes da perfuração. Se, num doente deste tipo, a hiperestesia desaparecer mais tarde, isso indica o rebentamento de um apêndice gangrenado.

O teste de Baldwin:

O dedo localiza o ponto sensível no flanco, pressionando ligeiramente, mas apenas o suficiente para causar um pouco de dor. Pede-se ao doente que levante a perna direita alguns centímetros da cama, mantendo o joelho rígido. Se o doente se queixar imediatamente de dor ou se deixar cair a perna com dor, o teste é positivo. Indica a presença de um apêndice retro-ceacal.

Teste de apontamento (sinal de Dumphy):

Um doente com apendicite aguda aponta para o abdómen inferior direito ao tossir, indicando o local da inflamação. Isto deve-se à irritação do peritoneu parietal.

Sinal de Sitkovskiy (Rosenstein):

Aumento da dor na fossa ilíaca direita quando o doente se deita sobre o seu lado esquerdo.

Sinal de Bartomier-Michaelson:

Aumento da dor à palpação na fossa ilíaca direita quando o doente se deita sobre o seu lado esquerdo, em comparação com a posição supina.

Sinal de Aure-Rozanova:

Aumento da dor à palpação com o dedo no pequeno triângulo direito. É típico do apêndice retro-caecal.

Sinal de amieiro:

É um sinal clínico utilizado para distinguir entre dor uterina e dor apendicular. A dor é localizada com a doente em posição supina e, em seguida, a doente deita-se sobre o lado esquerdo. Se a área de dor se deslocar para a esquerda, trata-se de dor uterina.[68]

Sinal de Markle:

Dor provocada numa determinada zona do abdómen quando o doente, em pé, passa da posição de ponta dos pés para os calcanhares com uma aterragem brusca. Tem uma sensibilidade de 74%.

Sinal de Massouh:

O sinal de Massouh é um sinal clínico para a apendicite aguda localizada, que recebeu o nome do cirurgião geral Farouk Massouh do Frimley Park Hospital em Surrey/Reino Unido. O sinal descreve um movimento firme dos dedos indicador e médio do examinador ao longo do abdómen do doente, desde o esterno xifoide até à fossa ilíaca esquerda e depois à fossa ilíaca direita. Um sinal de Massouh positivo é uma careta do doente após uma varredura do lado direito (e não do lado esquerdo). A explicação para a fiabilidade deste instrumento de diagnóstico baseia-se no facto de a apendicite, na fase inicial, causar geralmente uma irritação localizada do peritoneu.

O sinal de Bapat:

Ensaio de agitação da cama.

Auscultação:

Os ruídos intestinais são normalmente normais. Os sons hiper-peristálticos são ouvidos quando existe um elemento de obstrução intestinal. Ouvem-se sons tilintantes quando se desenvolve íleo paralítico secundário a peritonite generalizada.

Exame pélvico:

A sensibilidade diferencial no lado direito é significativa em casos de posição pélvica do apêndice. Nos casos de abcesso pélvico, pode ser sentida uma protuberância sensível que aponta para o reto.

CARACTERÍSTICAS ESPECIAIS CONSOANTE A POSIÇÃO DO APÊNDICE

1. RETRO-CAECAL:

A rigidez está ausente (apêndice silencioso) e, mesmo com uma pressão profunda, pode não haver sensibilidade, uma vez que o ceco está distendido com gás, o que impede que a pressão exercida pela mão atinja o apêndice inflamado, podendo mesmo ser provocado um gorgolejo. A dor profunda está frequentemente presente no lombo e pode ser evidente a rigidez do quadrado lombar.

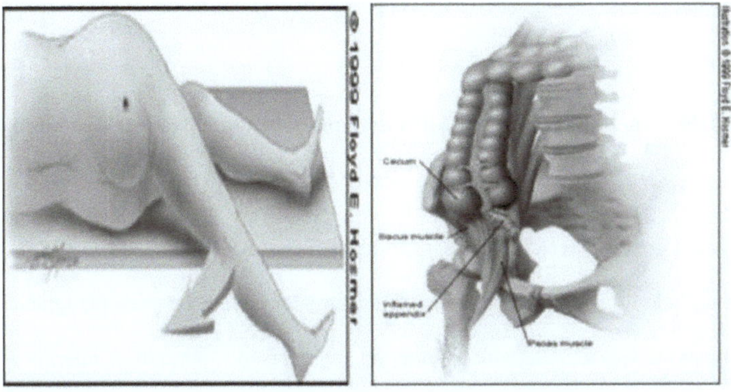

Figura nº 8 - Esta é a imagem que mostra o teste do psoas de Cope.

O espasmo do psoas devido ao contacto do apêndice inflamado com esse músculo pode ser suficiente para provocar a flexão da articulação da anca; a extensão da articulação provoca dor abdominal. A hiperextensão da articulação da anca pode induzir dor abdominal quando um grau de psoas é suficiente para provocar a flexão da anca (teste do psoas de Cope).

2. PELVIC:

A diarreia precoce resulta de um apêndice inflamado em contacto com o reto. Quando o apêndice se encontra inteiramente dentro da pélvis, há normalmente uma ausência completa de rigidez abdominal e, frequentemente, também não há sensibilidade no ponto de Mc-Burney. Nalguns casos, pode ser observada uma sensibilidade profunda imediatamente acima e à direita da sínfise púbica. Um apêndice inflamado em contacto com a bexiga pode provocar uma frequência de micção. Por vezes, a criança adia a micção porque isso provoca dor (McFadden).

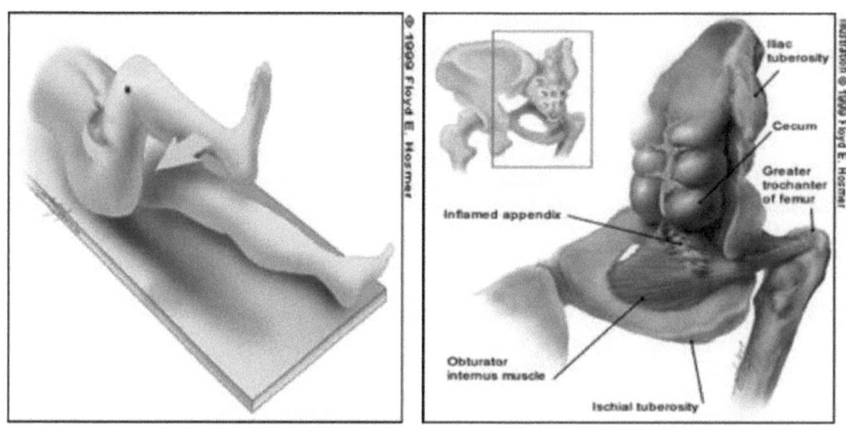

Figura nº 9 - Esta é uma imagem que mostra uma manobra que provoca dor no hipogástrio se o apêndice estiver inflamado.

Em ambos os casos, o exame rectal revela sensibilidade na bolsa reto-vesical ou na bolsa de Douglas, especialmente no lado direito. O espasmo do psoas também pode estar presente quando o apêndice se encontra nesta posição. Alternativamente, o espasmo do obturador interno é por vezes demonstrável quando a anca é fletida e rodada internamente. Se um apêndice inflamado estiver em contacto com o obturador interno, esta manobra provoca dor no hipogástrio (Zachary cope).

3. PÓS ILEAL: Embora seja raro, é responsável por alguns dos casos de "apêndice perdido". Neste caso, o apêndice inflamado encontra-se atrás do íleo terminal. Apresenta a maior dificuldade no diagnóstico porque a dor pode não se deslocar, a diarreia é uma caraterística, pode ocorrer vómito acentuado e a sensibilidade, se existir, é mal definida, embora possa estar presente imediatamente à direita do umbigo. Uma vez que o apêndice irrita o íleo inferior, o doente costuma defecar pouco depois de comer ou beber.

4. MAL DESCENDENTE (SUB-HEPÁTICA): A sensibilidade na região sub-hepática é confundida com colecistite aguda.

CARACTERÍSTICAS ESPECIAIS CONSOANTE A IDADE [69,70,71,72]

1. APENDICITE AGUDA EM BEBÉS:

Nos bebés com menos de 36 meses de idade, a incidência de perfuração é superior a 80%(Fields) e a mortalidade é consideravelmente mais elevada. De facto, quando a apendicite aguda ocorre durante o primeiro ano de vida. Apenas 50% dos doentes atingem o seu primeiro aniversário. A razão para o rápido início da peritonite difusa é o facto de o omento maior ser comparativamente curto e subdesenvolvido e não poder ajudar muito na localização da infeção. Ainda mais importante é a dificuldade em chegar a um diagnóstico precoce e, particularmente, em diferenciar a doença da enterite. A apendicite aguda pode estar associada a uma infeção aguda do trato respiratório ou a um exantema.

2. APENDICITES AGUDAS EM CRIANÇAS:

É raro encontrar uma criança com apendicite que não tenha vomitado e, normalmente, tem aversão total à comida. Além disso, não dormem durante a crise e, muito frequentemente, os ruídos intestinais estão completamente ausentes nas fases iniciais.

3. APENDICITE AGUDA NO IDOSO:

A gangrena e a perfuração ocorrem muito mais frequentemente. Pacientes idosos com paredes abdominais frouxas podem abrigar um apêndice gangrenado. Além disso, o quadro pode estimular a obstrução intestinal aguda e, se forem administrados clisteres, a peritonite pode propagar-se mais amplamente. Na velhice, o sistema imunitário torna-se mais fraco. Por conseguinte, a apendicite aguda nos grupos etários mais velhos tem uma mortalidade elevada.

4. APENDICITE AGUDA EM OBESOS:

A obesidade pode obscurecer e diminuir todos os sinais locais de apendicite aguda. É mais seguro operar nestes casos através de uma incisão vertical generosa do que deixar escapar um apêndice gangrenado.

5. APENDICITE AGUDA NA GRAVIDEZ:

Na gravidez, o apêndice desloca-se para a parte superior do abdómen, favorecendo assim a peritonite; quanto mais próximo do termo, maior o perigo, mesmo nos casos sem perfuração. Após o sexto mês, a mortalidade materna é de 20%, dez vezes superior à registada nos primeiros três meses (Parker). À medida que a gravidez avança, a dor torna-se mais forte e mais lateral. O exame microscópico da amostra de urina ajudará a excluir a pielonefrite, mas em casos duvidosos é melhor efetuar uma apendicectomia precoce. A grávida com apendicite aguda perfurada aborta ou entra em trabalho de parto prematuro em 50% dos casos, ao passo que na apendicite aguda não perfurada este valor é reduzido para 30%.

COMPLICAÇÕES DA APENDICITE AGUDA[73,74,66]

PERITONITE LOCAL

Quando a infeção se espalha por toda a espessura da parede do apêndice até à serosa, o peritoneu fica inflamado localmente. Desde que a infeção seja controlada localmente, não há mais propagação, caso contrário, ocorre uma peritonite difusa.

PERITONITE DIFUSA

Toda a cavidade peritoneal pode ficar inflamada por uma das seguintes formas:

• O apêndice agudamente inflamado perfura ou rebenta antes que os factores de localização possam localizar a propagação da infeção.

• Quando o estado geral do doente é mau, ou quando está imunodeprimido.

- Quando os organismos são virulentos.

MASSA APENDICULAR E ABCESSO

Um apêndice perfurado e sem paredes formará uma massa inflamatória. Normalmente, há uma história de 4-5 dias. 2% dos doentes podem ter uma massa apendicular à entrada no hospital (Bradly e Isaac, 1978).

Características clínicas:

Aumento da temperatura com uma frequência de pulso elevada. Existe uma massa sensível no RIF que, frequentemente, também pode ser palpada no reto. O abdómen é macio e os ruídos intestinais estão presentes. A massa está normalmente fixa à parede abdominal posterior.

Patogénese:

Quando o processo de inflamação num apêndice perfurado é gradual, provoca uma reação fibroblástica na área circundante e localiza a infeção. Isto ocorre quando a resistência do hospedeiro é boa ou quando os organismos são de baixa virulência. Forma-se então uma massa inflamatória constituída pelo apêndice, rodeado por uma camada de omento, pelas espirais vizinhas do intestino, juntamente com o exsudado serofibrinoso. Uma parte da massa está ligada ao peritoneu parietal. Em circunstâncias favoráveis, a massa resolve-se. Num dia ou dois, o pus forma-se e acumula-se no centro da massa e a fibrina organiza-se em redor para formar um abcesso.

Abcesso apendicular:

A não resolução de uma massa resulta na formação de abcessos.

Características clínicas:

Aparecem sinais de toxicidade crescente. A massa e também a área de sensibilidade aumentam. A parede abdominal sobrejacente pode apresentar vermelhidão, edema e fixação da massa às estruturas sobrejacentes. A flutuação é provocada pela protuberância sensível. O doente pode ter tenesmo, estrangúria ou disúria se a posição pélvica for a correcta.

Se o abcesso aparecer no flanco direito, os sinais imitam um abcesso perinefrético clássico. O abcesso pré-ileal irrita o íleo e provoca diarreia. O abcesso espalha-se para a cavidade peritoneal causando uma peritonite difusa.

O abcesso pode resolver-se ou rebentar com uma resolução espontânea ou pode incitar a complicações.

O destino do abcesso apendicular pode ser: Resolução espontânea - 50% com necessidade de drenagem - 40% Diagnóstico incorreto - 5% peritonite generalizada - 5%.

OBSTRUÇÃO ILEAL

O íleo paralítico é comum durante a fase inflamatória. Por vezes, as aderências à volta do íleo distal conduzem a uma obstrução orgânica.

TROMBOSE DA VEIA MESENTÉRICA

A trombose da veia apendicular pode evoluir para o envolvimento da veia mesentérica. Isto pode resultar em enfarte hemorrágico e gangrena do íleo distal, exigindo ressecção.

PIELOFLEBITE E ABCESSO HEPÁTICO

A infeção do apêndice pode propagar-se por via retrógrada para o fígado, devido à piemia portal. Esta complicação pode ocorrer durante um ataque agudo ou 3-6 semanas após um ataque agudo de apendicite aguda ou mesmo após 6 semanas do ataque.

FÍSTULA EXTERNA OU INTERNA

Quando o abcesso apendicular se rompe através da pele, forma-se uma fístula externa. Quando o apêndice se perfura numa viscosa, pode formar-se uma fístula apendicovesical, apendicoileal e apendicojejunal ou apendicosigmóide. Os sintomas nestes casos devem-se à descarga do conteúdo do apêndice para o viscoso, bem como podem ser devidos à herniação do intestino abaixo do trato fistuloso e à obstrução do mesmo.

GESTÃO [60, 66, 74]

"Quanto mais cedo a operação, menor a mortalidade. "J. B. Murphy.

O diagnóstico precoce e o tratamento cirúrgico imediato continuam a ser os princípios mais importantes no tratamento da apendicite aguda e isto aplica-se a doentes de todos os grupos etários.

PRÉ-OPERATÓRIO

São reservadas algumas horas e não mais de 6 horas para os exames pré-operatórios.

O exame clínico, os exames laboratoriais e o exame radiológico são seguidos das medidas que se seguem:

- O paciente é mantido sem nada por via oral.

- Aspiração nasogástrica de conteúdo gástrico.

- Fluidoterapia parentérica para manter o equilíbrio de fluidos e electrólitos.

- Analgésicos para aliviar a dor e reduzir a ansiedade.

- Antibióticos parenterais: Num estudo realizado por Marjolic, Fine et al, as taxas de infeção foram reduzidas de 10,2% para 5,3%. Os antibióticos utilizados foram a clindamicina e a gentamicina.

- Inalação de oxigénio se o doente estiver em choque.

- Os clisteres são contra-indicados.

- Atualização do diagrama de entradas e saídas.

- Preparação do abdómen para a laparotomia.

PROCEDIMENTO OPERATÓRIO:

ANAESTHESIA

Pode ser administrada anestesia geral ou raquidiana.

INCISÃO:

A experiência deve permitir ao cirurgião determinar, com um grau de exatidão razoável antes da operação, a posição e as alterações patológicas do apêndice e, consequentemente, escolher uma incisão adequada.

a) **Incisão em grelha**: Esta incisão foi descrita pela primeira vez por McArthur, embora seja popularmente conhecida como incisão de Mc-Burney. A incisão é efectuada perpendicularmente a uma linha que une a espinha ilíaca ântero-superior direita ao umbigo, situando-se o centro da incisão no ponto de Mc-Burney. O oblíquo externo é incisado ao longo da linha de incisão. As fibras do oblíquo interno e do músculo transverso do abdómen são separadas e, após uma retração adequada, o peritoneu é aberto. Diz-se que esta incisão está associada à menor taxa de complicações. Pode ser convertida numa incisão de Flower-Weir, estendendo-se para dentro através do reto.

b) **Incisão de Rutherford-Morrison**: É uma incisão oblíqua para cortar o músculo, com a sua extremidade inferior no ponto de Mc-Burney e que se estende obliquamente para cima e lateralmente, conforme necessário. Todas as camadas são divididas na mesma linha. Esta incisão é útil se o apêndice for para ou retro-caecal e estiver fixo.

c) **Incisão de Lanz**: Trata-se de uma pequena incisão transversal colocada 1 polegada medialmente e acima da espinha ilíaca antero-superior e que se estende até ao bordo lateral da bainha do reto. Em seguida, os músculos são divididos como na incisão em grelha. O método tem um valor estético definido, mas o alargamento da incisão, se necessário, revela-se difícil.

d) **Incisão de Battle**: Battle, em 1895, descreveu uma incisão de comprimento variável na linha semilunar direita. Esta envolve o reto medialmente. Os vasos epigástricos inferiores são facilmente evitados, mas a incisão peritoneal vertical é limitada a cerca de 2 1/2 polegadas, se se pretender evitar danos nos nervos segmentares.

e) **Incisão para-mediana inferior direita**: É uma incisão vertical paralela e 1,25 a 2,25 cm à direita da linha média. Começa 2,5 cm abaixo do nível do umbigo e termina imediatamente acima da púbis. A bainha anterior do reto é incisada na linha da incisão e o músculo reto é retraído lateralmente. A fáscia transversal e o peritoneu são incisados em conjunto, sendo a cavidade peritoneal aberta ao longo de todo o comprimento da incisão, tendo o cuidado de não lesar a bexiga inferiormente.

Vantagens:

Permite um bom acesso aos órgãos pélvicos da mulher e, se necessário, pode ser facilmente estendido para cima, para tratar uma úlcera duodenal perfurada ou outra patologia intra-abdominal inesperada.

Desvantagem: O órgão é muitas vezes comparativamente inacessível a esta abordagem.

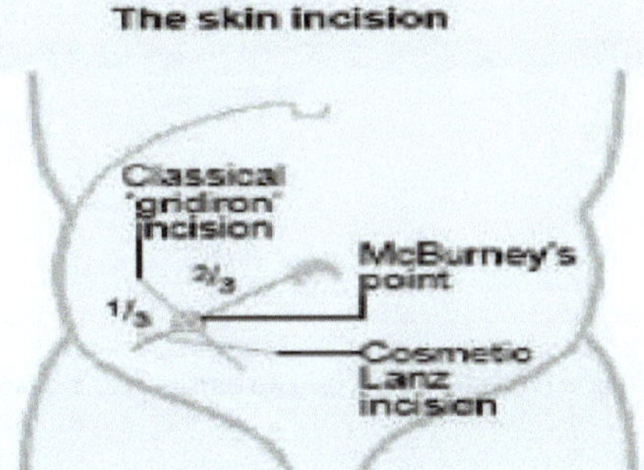

Figura no 10 - Incisões cutâneas na Apendicectomia.

REMOÇÃO DO APÊNDICE:

Após a abertura do abdómen, a parede e o peritoneu são levantados. Após a remoção do pus ou do exsudado seroso com uma ventosa, introduz-se um pacote na ferida do lado medial. Com uma zaragatoa, retira-se o ceco. Pode ser introduzido um dedo na ferida do lado medial para facilitar a saída do apêndice. Uma vez retirado o apêndice, o ceco é agarrado pelo assistente. Aplica-se uma pinça para segurar o tecido à volta do apêndice. A base do mesoapêndice é fixada com um hemostato, atada e cortada.

O apêndice, agora completamente liberto, é esmagado perto da sua junção com o ceco num hemostato, que é agora removido e reaplicado apenas distalmente à porção esmagada. Uma ligadura de categute é atada em torno da porção esmagada perto do ceco e uma sutura atraumática de categute em bolsa é aplicada ao ceco a cerca de 1,25 cm da base. A sutura atravessa o revestimento muscular, apanhando especialmente a taenia coli. A sutura é deixada desatada até o apêndice ser amputado com um bisturi por baixo do hemostato. O coto é invaginado e atado em bolsa, enterrando assim o coto do apêndice.

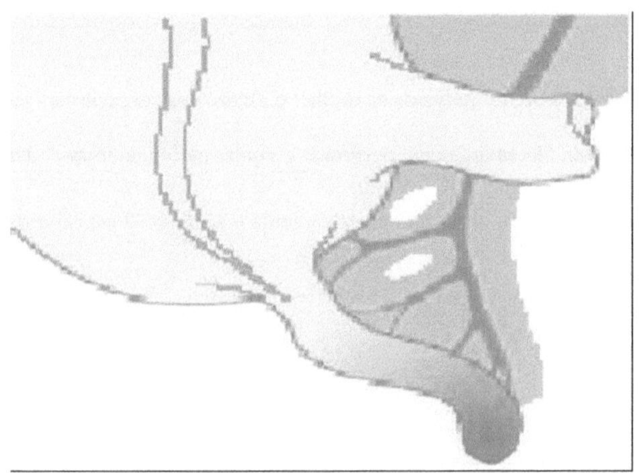

Figura nº 12 - Divisão da irrigação sanguínea do apêndice.

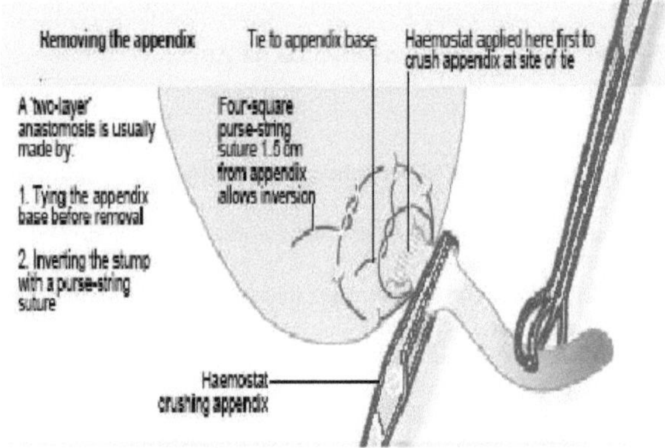

Figura no 13 - Remoção do apêndice.

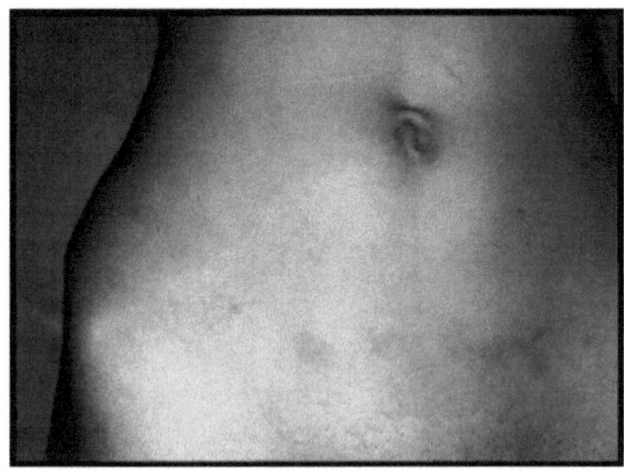

Antes da incisão na pele

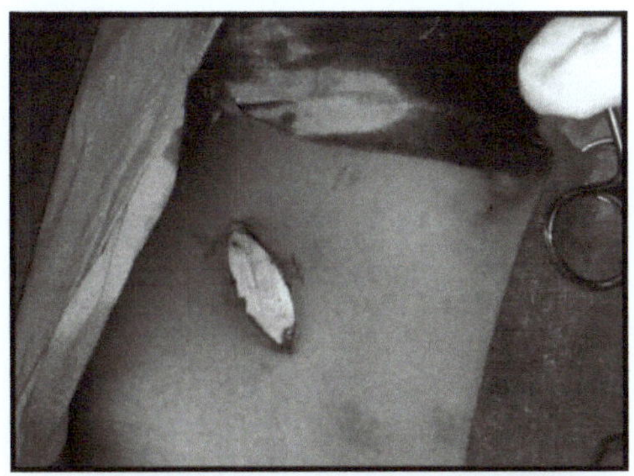

Incisão da pele na fossa ilíaca direita

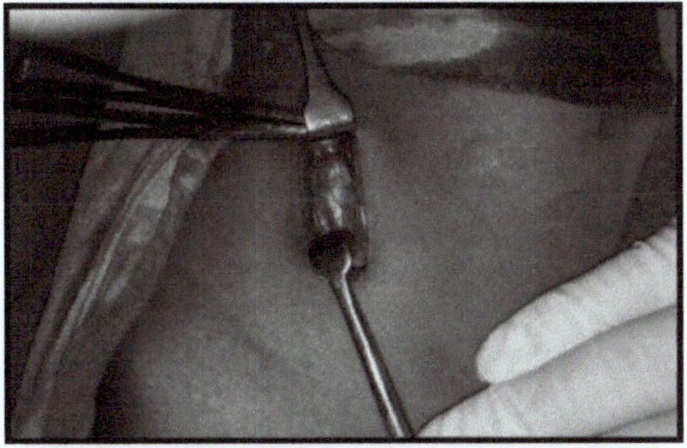

Fáscia Oblíqua Externa Dividida

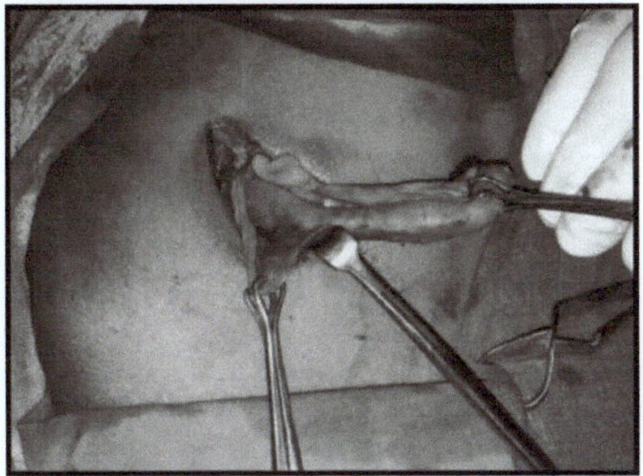

Apêndice inflamado e Misoapêndice

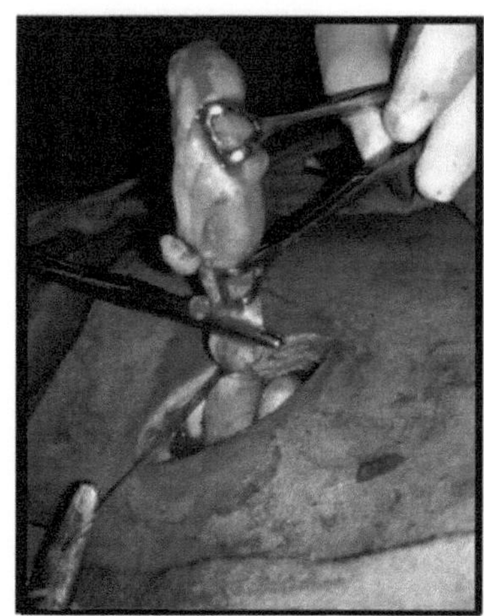

Ligação da base do apêndice

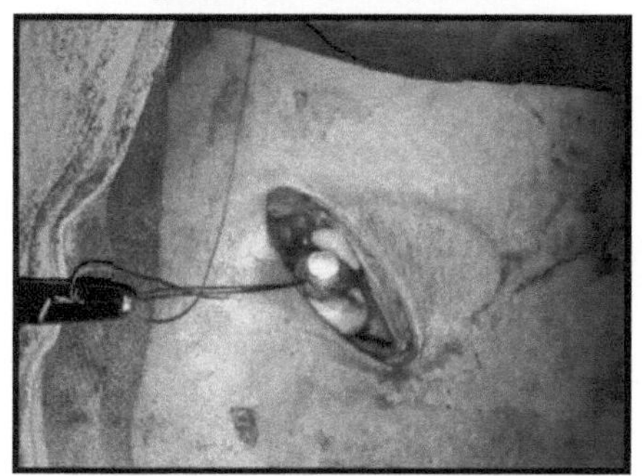

Apendicectomia efectuada

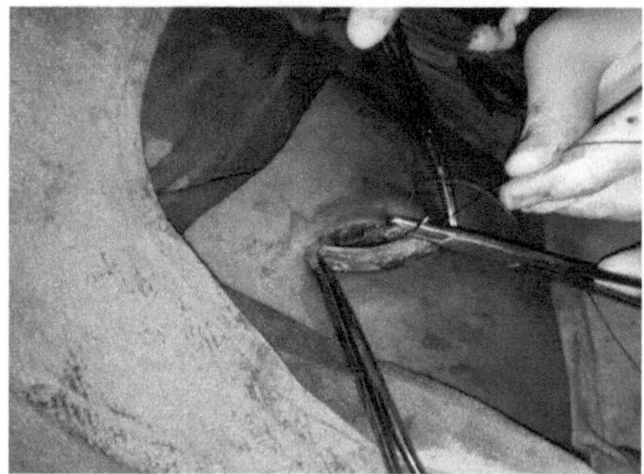

Fecho do oblíquo externo

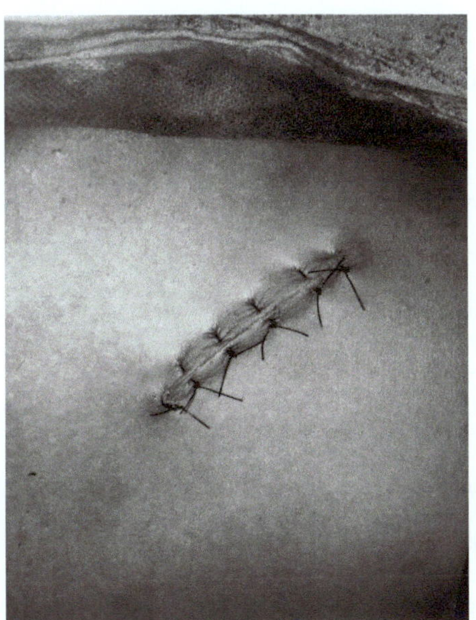

Fecho da pele

Figura nº 14 - esta imagem representa o procedimento operatório da apendicectomia.

MÉTODOS A ADOPTAR EM CIRCUNSTÂNCIAS ESPECIAIS:

1) **O ceco não pode ser encontrado**: O ceco não desceu completamente ou existe má rotação do intestino. Está indicada uma extensão da incisão no sentido ascendente.

2) **O apêndice não pode ser encontrado**: Certificar-se de que o ceco foi libertado e, em seguida, rastrear uma das taenia coli, que deve conduzir ao apêndice. O apêndice pode estar enterrado na parede cecal ou ter-se invertido ou intussusceptado.

3) **O apêndice está enterrado retro-caecalmente**: A ferida tem de ser alargada. O ceco é retraído para a direita. Uma vez visível o reflexo do peritoneu no aspeto lateral do ceco, fazer uma incisão em forma de bastão de hóquei no peritoneu parietal. Após uma dissecção romba no espaço retroperitoneal, o ceco torna-se mais móvel e pode ser retraído ainda mais, tornando visível o apêndice anteriormente oculto.

4) **O apêndice está revestido de omento aderente**: O omento aderente não deve ser excisado, deve ser dividido entre hemostáticos a uma distância conveniente do apêndice.

5) **A base do apêndice está inflamada**: A base não deve ser esmagada por receio de propagação da infeção através do sangue ou da linfa. Deve ser ligada perto da parede cecal, apenas o suficiente para ocluir o lúmen.

6) **A base do apêndice está gangrenada**: A ligadura não deve ser aplicada. São colocados dois pontos através da parede rectal, junto à base gangrenada do apêndice, que é amputada junto à parede cecal, após o que estes pontos são atados. O encerramento adicional é efectuado através de uma segunda camada de sutura seromuscular interrompida.

7) **O apêndice desprendeu-se**: O mesoapêndice fixa o órgão no campo operatório. Pode, no entanto, estar dividido em duas porções se um fecólito tiver perfurado a parede. Neste caso, ambas as porções têm de ser removidas e o fecólito é retirado, normalmente, da pélvis.

8) **O mesoapêndice está gangrenado e corta-se**: Se a ligadura não se mantiver, um ponto aplicado diretamente por baixo de um vaso que jorra pode parar a hemorragia. Se a artéria se tiver retraído, deve ser procurada atrás do íleo.

9) **A parede cecal é edematosa**: não se deve tentar a invaginação, o coto deve ser ligado e a superfície de corte deve ser tocada com diatermia, numa tentativa de reduzir a infeção.

10) **O apêndice está encostado ao mesentério e a inflamação envolveu este último**: É muito importante observar o íleo na vizinhança imediata da porção afetada do mesentério. Se o intestino estiver desvitalizado, é necessário ressecar o segmento afetado.

11) A extremidade distal do apêndice é difícil de alcançar ou identificar: A apendicectomia retrógrada é utilizada quando a base do apêndice é acessível e existe dificuldade em identificar ou entregar completamente a parte distal do órgão.

Técnica: A base do órgão é dividida entre dois hemostatos. O mesoapêndice é então pinçado e dividido, trabalhando distalmente. Em seguida, o coto é ligado e invaginado. Uma tração suave do órgão permite a sua remoção completa.

DRENAGEM DO PERITÓNIO E DAS PARÓQUIAS

Se estiver presente um líquido purulento considerável no espaço retro-caecal ou na pélvis, ou se houver exsudação persistente, é aconselhável drenar a cavidade peritoneal.

Se a ferida apresentar uma sujidade considerável, especialmente em crianças e obesos, está indicada a drenagem parietal - "em caso de dúvida, drenar, especialmente as porções parietais". **Bookmark not defined.**

APENDICECTOMIA LAPAROSCÓPICA [75]

Normalmente, o cirurgião fica à esquerda do doente e o assistente à direita. O anestesista e o equipamento de anestesia são colocados à cabeça do doente e o monitor de vídeo e a mesa de instrumentos são colocados aos pés.

Embora sejam possíveis algumas variações, as cânulas são colocadas durante o procedimento. Duas delas têm uma posição fixa (ou seja, umbilical e suprapúbica). A terceira é colocada na região periumblical direita e a sua posição pode variar muito consoante a anatomia do doente.

De acordo com as preferências do cirurgião, é efectuada uma incisão umbilical curta para permitir a colocação de uma cânula de Hasson ou de uma agulha de Veress que é fixada com 2 suturas absorvíveis.

O pneumoperitoneu (10-14 mm Hg) é estabelecido e mantido por insuflação de dióxido de carbono. Através do acesso, é introduzido um laparoscópio para visualizar toda a cavidade do abdómen.

Um trocarte de 12 mm é inserido acima da sínfise púbica para permitir a introdução de instrumentos (incisivos, pinças, agrafador). É colocado outro trocarte de 5 mm na região periumbilical direita, geralmente entre o rebordo costal direito e o umbigo, para permitir a inserção de uma pinça traumática para expor o apêndice. O apêndice é agarrado e retraído para cima para expor o mesoapêndice. O mesoapêndice é dividido com um dissector inserido através do trocarte suprapúbico. Em seguida, um Endostapler linear, Endoclip ou ligadura de sutura é passado através da cânula suprapúbica para ligar o mesoapêndice. O mesoapêndice é transeccionado com uma tesoura ou um electrocautério. Para evitar a perfuração do apêndice e a peritonite iatrogénica, a ponta do apêndice não deve ser agarrada. O apêndice é então transectado com um Endostapler linear ou a base do apêndice pode ser ligada por sutura de forma semelhante à de um procedimento aberto. O apêndice está agora livre e pode ser removido através da cânula umbilical ou suprapúbica, utilizando uma bolsa laparoscópica para evitar a contaminação da ferida. A irrigação peritoneal é efectuada com antibiótico ou solução salina. Aspirar completamente o irrigante. Todas as cânulas são então removidas e o pneumoperitoneu é reduzido.

As camadas fasciais nos locais das cânulas são fechadas com sutura absorvível, enquanto as incisões cutâneas são fechadas com suturas subcuticulares interrompidas ou tiras adesivas estéreis.

GESTÃO PÓS-OPERATÓRIA

*   A alimentação oral é suspensa até que os ruídos intestinais regressem e os flatos sejam eliminados.

*   São administrados fluidos intravenosos e electrólitos até ser permitida a alimentação oral.

*   São administrados antibióticos de largo espetro para proteção contra a flora intestinal mista, até se obter o relatório da cultura do exsudado peritoneal.

*   O gráfico TPR é atualizado.

*   Analgésicos e sedativos.

*   O dreno, se colocado na cavidade peritoneal, é removido em 24-48 horas.

*   Suturas removidas em 7-10 dias.

TRATAMENTO DO ABCESSO APENDICULAR

Foram descritos dois tipos de abcessos apendiculares:

a) **Abcessos recentes**: A operação imediata ou precoce com ou sem apendicectomia é o tratamento de escolha para o abcesso recente e a massa apendicular móvel.

b) **Abcesso estabelecido**: Abcesso isolado das estruturas circundantes ou um abcesso que se resolve com antibióticos.

O tratamento conservador é contraindicado em crianças, mulheres grávidas e idosos. A drenagem deve ser efectuada logo que o doente esteja apto.

Nos bebés, a apendicectomia deve ser sempre efectuada com drenagem. Nos adultos, a apendicectomia deve ser efectuada sem romper as aderências. Se não for efectuada na altura da drenagem, a apendicectomia de intervalo deve ser feita 6-8 semanas mais tarde. Deve ser administrada uma cobertura antibiótica sistémica.

TÉCNICA DE DRENAGEM:

a) Abcesso pré-caecal, pré-ileal e pós-ileal: É administrada anestesia relevante e o inchaço é localizado por palpação.

- Incisão efectuada sobre a parte mais proeminente.

- É efectuada uma abordagem trans-peritoneal.

- O dedo indicador é introduzido na ferida, a parede do abcesso é aberta e o pus é drenado.

- Se o apêndice chegar facilmente ao dedo, é excisado.

- Colocação de um dreno e fecho da ferida.

- O dreno é deixado em repouso durante 72 horas.

- Após este período, é rodado e encurtado diariamente.

- É removido ao fim de uma semana, se não houver mais descarga.

b) Abcesso retro-caecal:

- É drenado por via retroperitoneal.

- Incisão transversal efectuada imediatamente a seguir à ASIS.

- Borda lateral do peritoneu exposta e medialmente desnudada com o dedo.

- A massa pode assim ser atingida.

- Após a drenagem, a evolução é semelhante à de outros abcessos

c)   Abcesso pélvico:

- É sentida ao exame rectal.

- É drenado com uma pinça de artéria.

- O tubo de borracha de drenagem é mantido na cavidade.

- Se a ponta passar pela vagina, é efectuada uma colpotomia posterior.

REGIME CONSERVADOR DAS INDICAÇÕES DE OSCHNER E SHERREN:

- Quando o diagnóstico é duvidoso e o atraso é inevitável.

- Quando o paciente não pode suportar o risco cirúrgico ou anestésico devido a uma condição médica.

- Quando um abcesso se formou numa zona relativamente segura (como a pélvis), com menos hipóteses de propagação da infeção.

- Quando não existem meios para operar ou transportar o doente para um centro superior.

- Quando se desenvolve uma massa apendicular bem definida.

- Quando o doente recusa a cirurgia.

Este regime só deve ser efectuado num hospital onde seja possível um acompanhamento e uma observação constantes. Não é um substituto ou um mero adiamento da cirurgia, mas uma preparação para a mesma. Deve-se estar pronto para abandonar o regime em favor da cirurgia quando necessário.

O REGIME:

História clínica do doente, com anotação especial do momento do início dos sintomas e registo esquemático dos sinais físicos.

- É mantida uma tabela com a temperatura, o pulso e a frequência respiratória.

- O doente é mantido em jejum por via oral, sendo administrados fluidos parentéricos e suplementos de electrólitos.

- A aspiração nasogástrica é instituída para manter o estômago vazio.

* É iniciado um antibiótico de largo espetro

* A sedação é suspensa

* Se os intestinos não actuarem normalmente ao 4º ou 5º dia, pode ser administrado um supositório de glicerina

CRITÉRIOS DE ABANDONO DO REGIME:

* Aumento da frequência do pulso nas fases iniciais.

* Febre persistente durante 36 horas e vómitos persistentes.

* Dor persistente, aumento ou disseminação da sensibilidade abdominal.

* Aumento do tamanho do abcesso.

* Flutuação, edema, vermelhidão da pele.

* Obstrução intestinal persistente.

CONTRA-INDICAÇÕES PARA O TRATAMENTO CONSERVADOR:

* Quando o diagnóstico de apendicite aguda é duvidoso e não podem ser excluídas outras condições abdominais agudas que exijam intervenção cirúrgica de emergência.

* Os sinais de inflamação ainda estão confinados ao apêndice.

* Idade do doente <10 anos ou >65 anos.

* Mulheres grávidas

Oschner e Sherren sugeriram que a apendicectomia intervalada deve ser efectuada após 3 meses. Mas o consenso atual é que a operação deve ser realizada o mais rapidamente possível, após a resolução completa da massa. Atualmente, devido à utilização de antibióticos e outros medicamentos suplementares, a opinião geral é que o apêndice deve ser removido logo que o doente possa ser preparado adequadamente.

COMPLICAÇÕES DA APENDICECTOMIA

A maioria das complicações não são específicas da apendicectomia, mas ocorrem em qualquer cirurgia abdominal.

Complicações precoces:

1) Hemorragia

2) Peritonite difusa

3) Complicações pulmonares

4) Íleo neurogénico ou adesivo

5) Retenção de urina

Complicações intermédias:

1. Abcesso secundário ou residual

- Pélvica

- Para-ceacal

- Perinéfricos

- Sub-diafragmático

2. Infeção da ferida: a mais comum, especialmente numa apendicite complicada.

3. Pieloflebite

4. Trombose da veia femoral ou ilíaca.

5. Parotidite

6. Seio ou fístula persistente

7. Rutura da parede cecal

Complicações tardias:

1. Hérnia incisional

2.   Hérnia inguinal indireta direita

3.   Obstrução intestinal

O tratamento das complicações deve ser efectuado como e quando ocorre, através do reconhecimento precoce e da intervenção cirúrgica ou conservadora, conforme necessário.

PROGNÓSTICO

A apendicectomia simples na apendicite aguda não complicada continua a ter uma taxa de mortalidade próxima de 0,2%. Independentemente da fase da doença, a mortalidade global da apendicectomia primária é sensivelmente inferior a 1%. O tempo médio de internamento hospitalar é de cerca de 3 dias para a apendicectomia simples. Mas as complicações de gangrena e perfuração prolongam a estadia média para 7 dias.

A anestesia, a idade, a enfermidade e a doença associada influenciam o resultado em termos de morbilidade e mortalidade.

A melhoria das técnicas cirúrgicas, os antimicrobianos, a entubação e descompressão nasogástrica, a reposição de fluidos e electrólitos no pré e pós-operatório e a aplicação de meios de apoio nas unidades de recobro e de cuidados intensivos contribuíram consideravelmente para a redução da morbilidade e da mortalidade decorrentes das complicações inerentes ao atraso no diagnóstico.

SISTEMAS DE PONTUAÇÃO:

SISTEMA DE PONTUAÇÃO DE ALVARADO [20]

O sistema de pontuação, tal como descrito por Alvarado, baseia-se em

3 sintomas, 3 sinais e 2 resultados laboratoriais.

Os doentes com uma pontuação de 1-4 não foram considerados susceptíveis de ter apendicite aguda; os doentes com uma pontuação de 5-6 foram considerados como tendo um diagnóstico provável de apendicite aguda, mas não suficientemente convincente para justificar uma intervenção cirúrgica imediata, pelo que foram marcados para revisão posterior. Aqueles com uma pontuação de 9-10 foram considerados como tendo apendicite aguda e submetidos a cirurgia. A pontuação de Alvarado pode aumentar ou diminuir aquando de uma reavaliação.

A pontuação de Alvarado foi modificada por Kalan et al 18, excluindo um achado laboratorial - desvio para a esquerda da maturação dos neutrófilos, ou seja, pontuação 1, uma vez que este não está disponível por rotina e, por conseguinte, os doentes foram pontuados numa escala de 9 em vez de 10.

Sistema de pontuação Alvarado

Variáveis	Características clínicas	Pontuação
Sintomas	Dor RIF migratória	1
	Anorexia	1
	Náuseas e vómitos	1
Sinais	Ternura na RIF	2
	Sensibilidade no ressalto	1
	Temperatura elevada	1
Laboratório	Leucocitose	2
	Deslocar para a esquerda	1
Total		10

PONTUAÇÃO DE ALVARADO MODIFICADA [19]

O escore de Alvarado foi modificado por M. Kalan, D. Talbat, W.J. Cunliffe e A.J. Righ em 1994. Este score exclui um dado laboratorial: o desvio à esquerda da maturação dos neutrófilos (% de neutrófilos imaturos segmentados com contagem total de leucócitos normal). Este parâmetro laboratorial foi excluído porque não estava disponível por rotina nos laboratórios. Por conseguinte, os doentes foram classificados com 9 pontos em vez de 10.

Sistema de pontuação de Alvarado modificado:[19]

Variáveis	Características clínicas	Pontuação
Sintomas	Dor RIF migratória	1
	Anorexia	1
	Náuseas e vómitos	1
Sinais	Ternura na RIF	2

	Sensibilidade no ressalto	1
	Temperatura elevada	1
Laboratório	Leucocitose	2
Total		9

A Pontuação de Apendicite Pediátrica (Pontuação de Samuel) [76]

Madan Samuel introduziu o Pediatric Appendicitis Score (PAS) em 2002. A pontuação foi especificamente derivada numa população de crianças (com idades compreendidas entre os 4 e os 15 anos). O PAS foi objeto de vários estudos subsequentes de validação e comparação. Bhatt et al, em 2009, demonstraram num estudo que o PAS era útil na estratificação do risco em 3 grupos: a) seguro para a alta, b) requer investigação adicional através de estudos imagiológicos ou c) requer consulta cirúrgica direta.

A escala de baixo risco para apendicite (Kharbanda)[77]

Kharbana et al estudaram prospectivamente 767 crianças com idades compreendidas entre os 3 e os 18 anos com suspeita de apendicite. Utilizando a regressão logística, foram determinados 6 factores de previsão ponderados de apendicite para uma pontuação total de 14. As crianças com uma pontuação de <=5 eram altamente improváveis de ter apendicite.

Tabela n.º 2: A pontuação de baixo risco para apendicite (Kharbanda)

Contagem absoluta de neutrófilos >6,75	6
Dor de ressalto ou dor com percussão	2
Não consegue andar ou anda coxeando	1
Náuseas	2
História de migração da dor para a RLQ	2
História de dor focal no RLQ	2
Total	**14**

Para além de criar a pontuação de baixo risco, o estudo de Kharbanda foi inovador na medida em que criou uma árvore de decisão de baixo risco utilizando o particionamento recursivo.

A Pontuação Lintula [78]

O Lintula Score baseia-se apenas em dados clínicos. Não são necessários resultados laboratoriais. O Lintula Score tem um valor máximo de 32. Um limiar de alto risco foi estabelecido em ≥21, enquanto o baixo risco foi ≤15. Num estudo, a utilização do Lintula Score resultou numa precisão significativamente mais elevada e numa taxa mais baixa de apendicectomias negativas.

Sistema de pontuação de Tzanakis [18]

Em 2005, Tzanakis e colegas publicaram um sistema simplificado, atualmente designado por sistema de pontuação de Tzanakis para a apendicite, para auxiliar o diagnóstico da apendicite. Incorpora a presença de 4 variáveis compostas por sinais e sintomas específicos (presença de sensibilidade no abdómen inferior direito = 4 pontos e sensibilidade de ressalto = 3), achados laboratoriais (presença de glóbulos brancos superiores a 12 000 no sangue = 2), bem como achados ecográficos (presença de achados ecográficos positivos de apendicite = 6), aos quais são atribuídas pontuações, na computação de uma pontuação para prever a presença de apendicite. Uma pontuação total de 15 é o máximo que pode ser pontuado. Quando um doente obtém 8 ou mais pontos, há mais de 96% de probabilidades de existir apendicite.

TZANAKIS PONTUAÇÃO	
Sensibilidade RIF	4
Sensibilidade no ressalto	3
TLC superior a 12000	2
Achado positivo de USG	6
Total	15

CAPÍTULO 4. MATERIAIS E MÉTODOS

O nosso presente estudo, intitulado "Estudo comparativo entre o sistema de pontuação de Tzanakis e Alvarado modificado no diagnóstico de apendicite aguda", foi realizado no Departamento de Cirurgia Geral, Acharya Vinoba Bhave Rural Hospital, Jawaharlal Nehru Medical College, Sawangi (meghe), Wardha. Este estudo foi realizado após a devida autorização do Comité Institucional de Ética. Foi realizado de julho de 2013 a setembro de 2015. Todos os doentes admitidos na enfermaria de cirurgia com dor na fossa ilíaca direita e os que tinham dado o seu consentimento para o estudo acima referido foram submetidos a uma avaliação clínica através da aplicação do sistema de pontuação de Tzanakis e Alvarado modificado e de vários testes clínicos em consulta com o cirurgião sénior para o diagnóstico de apendicite aguda. Após a admissão, os dados dos doentes foram registados de acordo com a tabela do sistema de pontuação de Tzanakis e Alvarado Modificado, introduzida num formulário pré-estruturado que incluía

* Género

* Idade

Sintomas:

* Dor na fossa ilíaca direita

* Migração da dor no quadrante inferior direito

* Anorexia

* Náuseas e vómitos

* Duração dos sintomas (<48hrs ou >48hrs)

Sinais:

* Sensibilidade na fossa ilíaca direita

* Sensibilidade no ressalto

* Dor migratória na fossa ilíaca direita

- Febre

Testes laboratoriais:

- Aumento da contagem de glóbulos brancos

PONTUAÇÃO DE TZANAKIS:

A pontuação Tzanakis baseia-se nos seguintes pontos

- Presença de sensibilidade no abdómen inferior direito=4 pontos

- Presença de sensibilidade de ressalto=3 pontos

- Resultados laboratoriais - presença de glóbulos brancos superiores a 12000 no sangue=2 pontos

- Achado USG-presença de achado USG positivo de apendicite=6

Se a pontuação for igual ou superior a 8 pontos, há mais de 96% de hipóteses de existir apendicite.

Sistema de Pontuação de Alvarado Modificado (Massa):-

Alvarado modificado O sistema de pontuação baseia-se nos seguintes pontos

Sintomas

- Dor migratória na fossa ilíaca direita=1

- Náuseas /Vómitos=1

- Anorexia=1

Sinais:-

- Sensibilidade na fossa ilíaca direita=2

- Sensibilidade de ressalto na fossa ilíaca direita=1

- Temperatura elevada=1

Resultados laboratoriais

- Leucocitose=2

- Pontuação total=9

a.   Pontuação1-4-Apendicite aguda Muito improvável

b.   Pontuação5-7-Apendicite agudaProvável

c.   Pontuação8-9   -Apendicite existente

Estudo comparativo de ambos os sistemas de pontuação:

Pontuação de Alvarado modificada		Pontuação de Tzanakis	
Migratório RIF Dor	1	RIF Ternura	4
Náuseas / Vómitos	1	Ternura de rebote	3
Anorexia	1	TLC Mais de 12000	2
Ternura na RIF	2	Constatação positiva do USG	6
Sensibilidade de ressalto na fossa ilíaca direita	1		
Temperatura elevada	1		
Leucocitose	2		
Total	9	Total	15

Comparámos ambas as pontuações num doente para saber qual a melhor pontuação para o diagnóstico de apendicite aguda. Comparámos as pontuações em duas escalas diferentes para avaliar a precisão comparativa.

Todos os doentes foram submetidos a um exame de ecografia por um radiologista qualificado para excluir qualquer outra patologia associada e também para confirmar o diagnóstico em casos duvidosos.

A cirurgia nos casos necessários foi efectuada sob anestesia geral ou raquianestesia.

Em caso de emergência, a apendicectomia laproscópica não é efectuada no nosso Instituto. Os casos de apendicectomia laproscópica não foram incluídos neste estudo. Uma vez que o modo de cirurgia não era relevante, pois só era necessário para o diagnóstico histopatológico, este fator não afectou o nosso estudo. O abdómen foi aberto por incisão mediana de McBurney, Grid iron ou Para direita. Após a conclusão da apendicectomia, a amostra foi submetida a exame histopatológico por um patologista qualificado. Só foram incluídos no estudo os casos de apendicite comprovados clinicamente ou positivos na ultrassonografia.

Tipo de estudo - É um estudo comparativo, de caso-controlo, prospetivo

Local de estudo - Departamento de Cirurgia, JNMC, AVBRH, Sawangi (Meghe), Wardha **Período de estudo** - de julho de 2013 a setembro de 2015

Critérios de inclusão:

Foram considerados para o estudo os doentes de qualquer faixa etária e de ambos os sexos que se apresentaram no serviço de urgência com dor na fossa ilíaca direita e com suspeita clínica de apendicite aguda.

O doente que deu o seu consentimento para participar no estudo

Critérios de exclusão:

1. Doentes com dores nos outros quadrantes do abdómen.

2. Peritonite generalizada.

3. Nódulo apendicular.

4. Traumatismo abdominal contundente.

5. Doentes que não estavam preparados para participar no estudo.

Análise estatística:

A análise estatística foi efectuada através de estatística descritiva e inferencial utilizando o teste do Qui-quadrado, o coeficiente de correlação de Pearsons e a classificação binária (ou seja, sensibilidade, especificidade, VPP, VAL, exatidão e Odd's Ratio). O software utilizado na análise foi o SPSS 17.0 e o Graph Pad Prism 5.0, tendo sido considerado como nível de significância $p<0,05$.

CAPÍTULO 5. OBSERVAÇÃO E RESULTADOS

Estas observações baseiam-se no estudo realizado no Acharya Vinoba Bhave Rural Hospital, Sawangi (m), Wardha, de julho de 2013 a setembro de 2015.

Quadro 1: Distribuição etária dos doentes com suspeita de apendicite aguda

Grupo etário (anos)	N.º de doentes	Percentagem (%)
1-10 anos	8	8.0
11-20 anos	36	36.0
21-30 anos	32	32.0
31-40 anos	13	13.0
41-50 anos	8	8.0
51-60 anos	2	2.0
61-70 anos	1	1.0
Total	100	100.0
Idade média ±SD	24,81±11,69 anos	

A Tabela no. 1 e o gráfico n.º 1 mostram a distribuição dos doentes por grupo etário no estudo, em que 8% dos casos são do grupo etário de 1 a 10 anos, 36% dos casos são do grupo etário de 11 a 20 anos, 32% dos casos são do grupo etário de 21 a 30 anos, 13% dos casos são do grupo etário de 31 a 40 anos, 8% dos casos são do grupo etário de 41 a 50 anos, 2% dos casos são do grupo etário de 51 a 60 anos, 1% dos casos são do grupo etário de 61 a 70 anos. O número máximo de casos de apendicite no nosso estudo situava-se entre os 11 e os 20 anos de idade, e um total de 81% dos casos situava-se no grupo etário dos 11 aos 40 anos de idade, sendo a média de idades de 24,81±11,69 anos.

Gráfico 1: Distribuição etária dos doentes

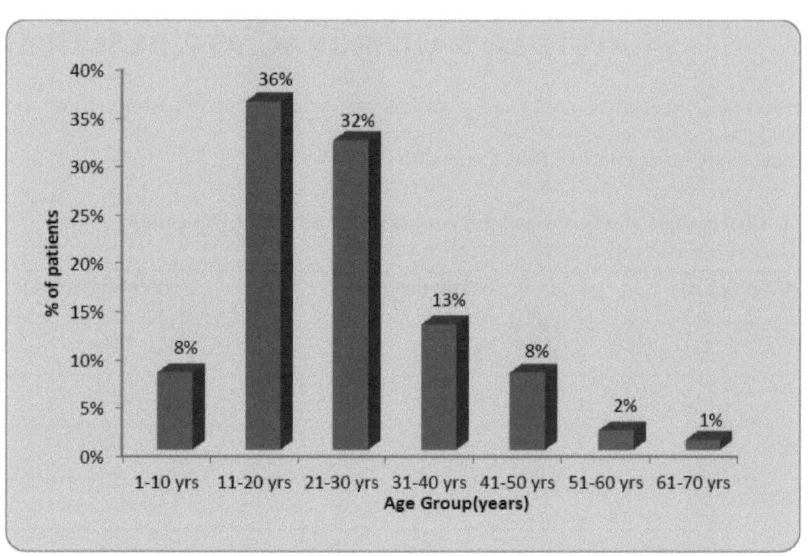

Quadro 2: Distribuição por género dos doentes com suspeita de apendicite aguda

Género	N.º de doentes	Percentagem(%)
Masculino	53	53.0
Feminino	47	47.0
Total	100	100.0
Rácio M:F	1.33:1	

A Tabela n.º 2 e o Gráfico n.º 2 - mostram a distribuição por género dos doentes com apendicite aguda, em que 53% eram do sexo masculino e 47% do sexo feminino.

Gráfico 2: Distribuição por género dos doentes com suspeita de apendicite aguda

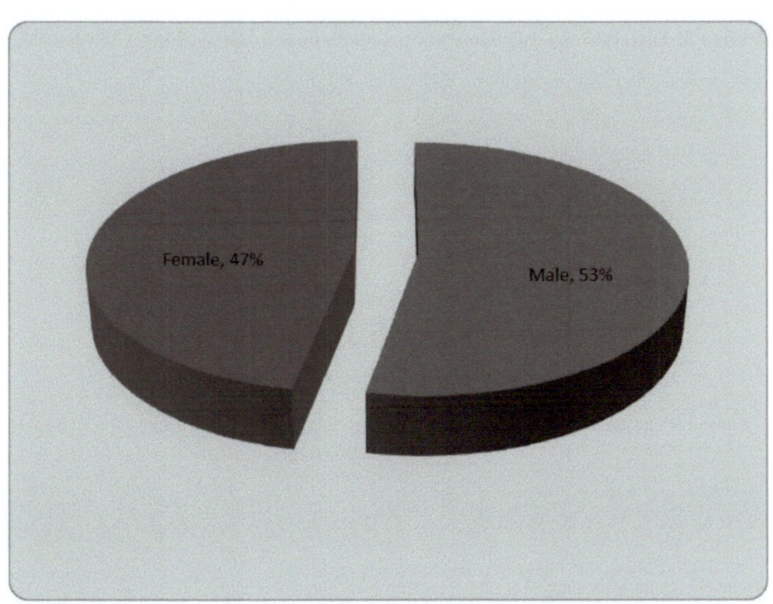

Tabela 3: Distribuição dos doentes de acordo com a sensibilidade de ressalto

Ternura de rebote	N.º de doentes	Percentagem (%)
Presente	76	76.0
Ausente	24	24.0
Total	100	100.0

A Tabela no. 3e o gráfico n.º 3 mostram que, no nosso estudo, 76% dos doentes tinham sensibilidade

de ressalto à palpação e em 24% dos doentes a sensibilidade de ressalto estava ausente

Gráfico 3: Distribuição dos doentes de acordo com a sensibilidade de ressalto

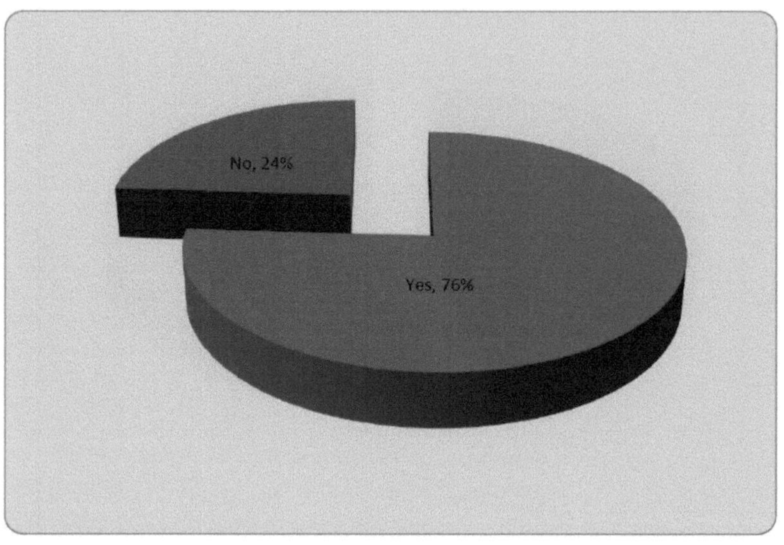

Tabela 4: Distribuição dos pacientes de acordo com a dor migratória da RIF

Dor RIF migratória	N.º de doentes	Percentagem(%)
Presente	52	52.0
Ausente	48	48.0
Total	100	100.0

A Tabela no. 4 e o Gráfico n.º 4 mostram que, à palpação abdominal de 100 doentes, 52% dos doentes apresentavam dor migratória na fossa ilíaca direita.

Gráfico 4: Distribuição dos pacientes de acordo com a dor migratória da RIF

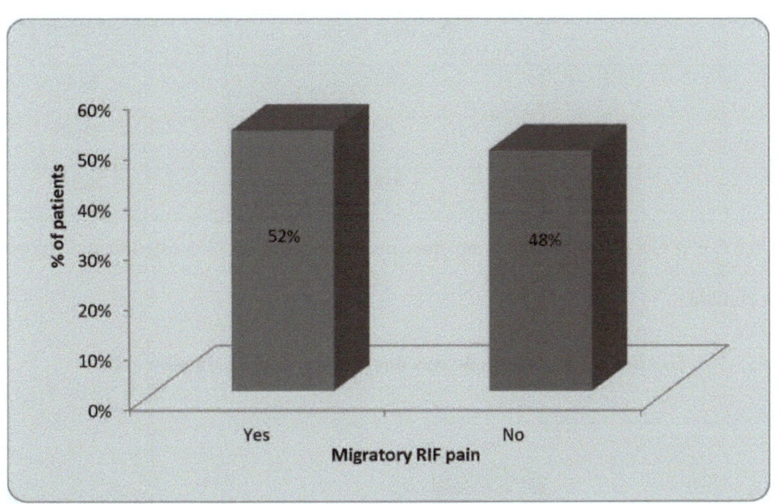

Tabela 5: Distribuição dos doentes de acordo com Náuseas/Vómitos

Náuseas/Vómitos	N.º de doentes	Percentagem (%)
Presente	82	82.0
Ausente	18	18.0
Total	100	100.0

Tabela no. 5 e Gráfico no .5 - mostra que 82% dos doentes tinham queixas de náuseas e vómitos.

Gráfico 5: Distribuição dos doentes de acordo com as Náuseas/Vómitos

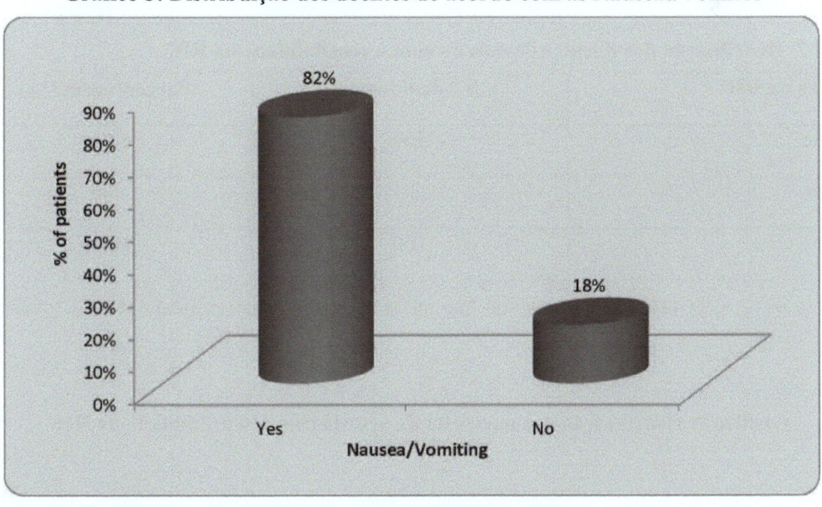

Tabela 6: Distribuição dos pacientes de acordo com a Anorexia

67

Anorexia	N.º de doentes	Percentagem (%)
Presente	82	82.0
Ausente	18	18.0
Total	100	100.0

A Tabela n.º 6 e o Gráfico n.º 6 mostram que, no nosso estudo, 82% dos doentes apresentavam anorexia à entrada.

Gráfico 6 : Distribuição dos doentes em função da anorexia

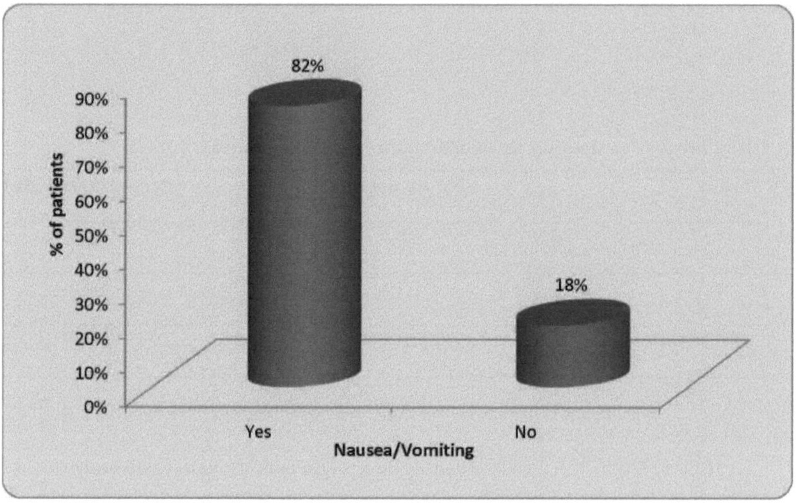

Tabela 7: Distribuição dos doentes de acordo com a sensibilidade na RIF

Ternura na RIF	N.º de doentes	Percentagem (%)
Presente	100	100.0
Ausente	0	0.0
Total	100	100.0

A Tabela no. 7 e o Gráfico n.º 7 mostram que todos os nossos doentes tinham dor na fossa ilíaca direita.

Gráfico 7: Distribuição dos pacientes de acordo com a sensibilidade na RIF

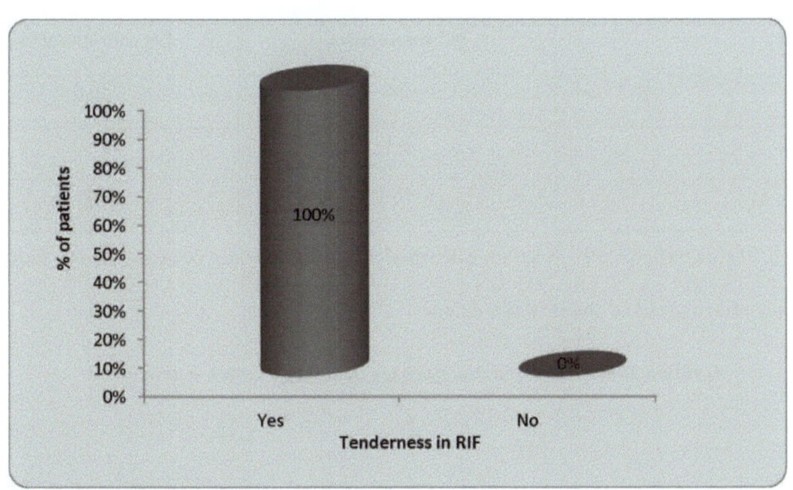

Tabela 8: Distribuição dos doentes com febre.

Temperatura elevada	N.º de doentes	Percentagem(%)
Sim	69	69.0
Não	31	31.0
Total	100	100.0

Tabela n.º 8 e Gráfico n.º 8 - No nosso estudo, 69% dos doentes tinham febre na admissão.

Gráfico 8: Distribuição dos pacientes em relação à febre.

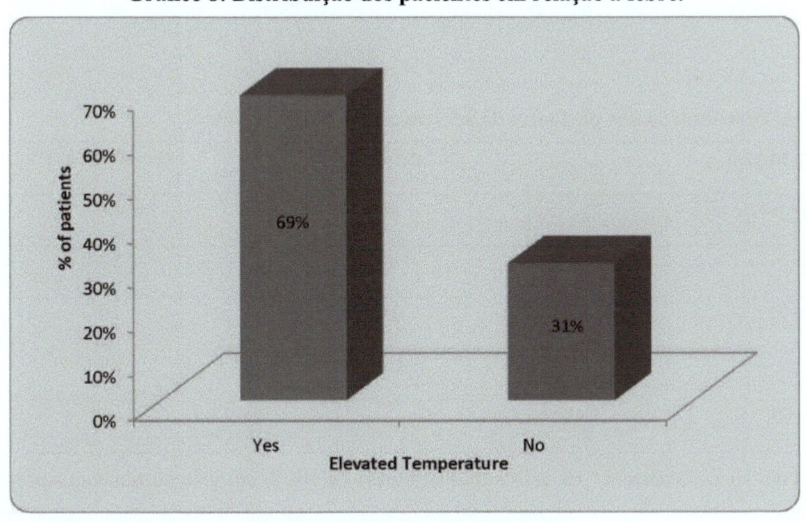

Tabela 9: Distribuição dos doentes de acordo com a leucocitose

Leucócitos	N.º de doentes	Percentagem(%)
Presente	36	36.0
Ausente	64	64.0
Total	100	100.0

A Tabela n.º 9 e o Gráfico n.º 9 - mostram a distribuição de 100 doentes de acordo com a leucocitose elevada, que estava presente em 36% dos doentes.

Gráfico 9: Distribuição dos doentes de acordo com a leucocitose

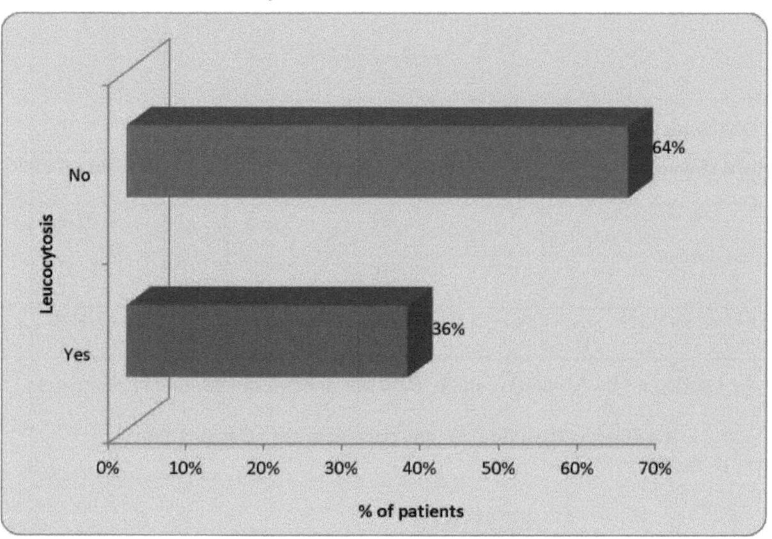

Tabela 10: Distribuição dos pacientes de acordo com o Total de MASS

Total de MASS	N.º de doentes	Percentagem (%)
Muito improvável(1-4)	4	4.0
Provável(5-7)	80	80.0
Existir(8-9)	16	16.0
Total	100	100.0
Média ± DP	6.40±1.09	

A Tabela no. 10 e o Gráfico n.º 10- mostra a distribuição de 100 doentes de acordo com a pontuação total é 9, se a pontuação for superior a 8 então o apêndice existe, se a pontuação for superior a 5 provavelmente o apêndice existe, se a pontuação for inferior a 5 então é muito improvável que o apêndice exista. 16% dos casos apresentam uma pontuação superior a 8 e 80% dos doentes apresentam uma pontuação superior a 5 e apenas 4% dos doentes apresentam uma pontuação inferior a 5.

Gráfico 10: Distribuição dos pacientes de acordo com o total de MASS

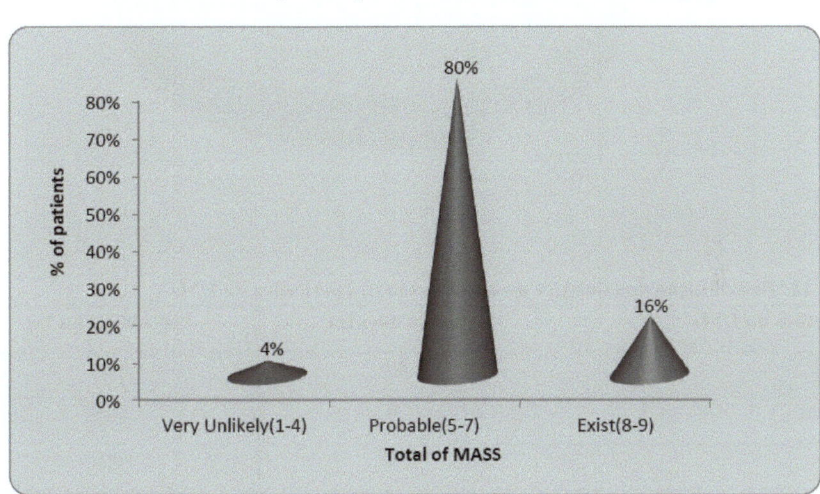

Tabela 11: Distribuição dos doentes de acordo com a CPT >12000

TLC	N.º de doentes	Percentagem(%)
<12000	70	70.0
>12000	30	30.0
Total	100	100.0
Média ± DP	9892±2875.38	

A Tabela nº 11 e o Gráfico nº 11 mostram a distribuição dos doentes de acordo com a contagem de leucócitos, 30 % dos doentes apresentam uma contagem de leucócitos superior a 12000 e os restantes 70 % apresentam uma contagem de leucócitos inferior a 12000, mas no sentido ascendente.

Gráfico 11: Distribuição dos pacientes de acordo com TLC >12000

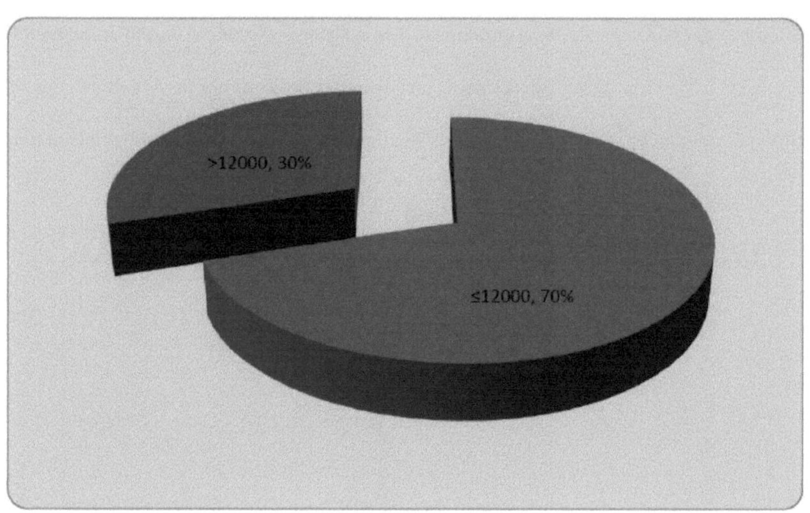

Tabela 12: Distribuição dos doentes de acordo com os resultados da USG

Conclusões do USG	N.º de doentes	Percentagem(%)
Positivo	80	80.0
Negativo	20	20.0
Total	100	100.0

A Tabela n.º 12 e o Gráfico n.º 12 mostram a distribuição dos doentes de acordo com os resultados da ecografia. No nosso estudo atual, 80% dos doentes tinham resultados positivos na ecografia e 20% tinham resultados negativos na ecografia para apendicite.

Gráfico 12: Distribuição dos pacientes de acordo com os achados da USG

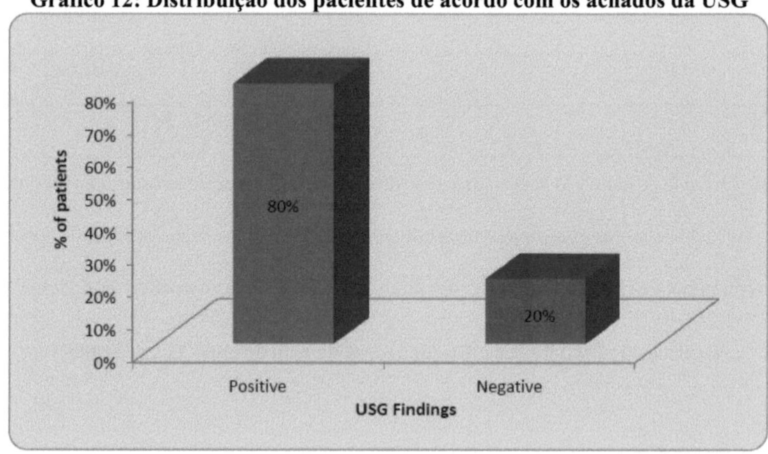

Tabela 13: Distribuição dos doentes de acordo com o total da pontuação de Tzanakis

Pontuação de Tzanakis	N.º de doentes	Percentagem(%)
<8 Não existe	13	13.0
>8 96% de existência	87	87.0
Total	100	100.0
Média ± DP	11.59±2.67	

A Tabela n.º 13 e o Gráfico n.º 13 mostram a distribuição dos doentes de acordo com a pontuação de Tzanakis no nosso estudo. 87% dos doentes tinham uma pontuação superior a 8 e 13% dos doentes tinham uma pontuação inferior a 8%.

Gráfico 13: Distribuição dos doentes de acordo com o total da pontuação de Tzanakis

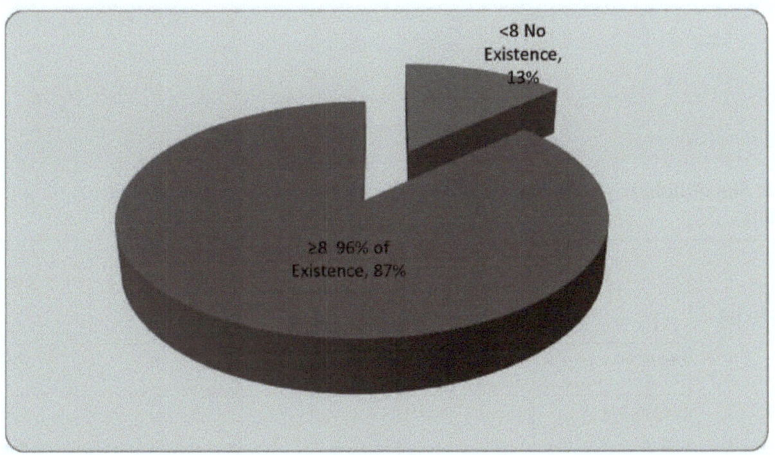

Quadro 14: Correlação entre o total da pontuação de Tzanakis e o total da pontuação MASS

	Média	Desvio Std. Desvio	N	Correlação "r	valor de p
Pontuação de Tzanakis	11.65	2.68	100	0.22	0.027
Pontuação MASS	6.38	1.12	100		S,p<0,05

A Tabela n.º 14 e o Gráfico n.º 14 mostram a correlação entre o total da pontuação de Tzanakis e o total do sistema de pontuação de Alvarado modificado. Ambos os sistemas de pontuação apresentam uma correlação positiva. O valor médio e a variação padrão do sistema de pontuação de Tzanakis é de 11,65, 2,68 e o valor médio e o desvio padrão do sistema de pontuação de Alvarado modificado é

de 6,38 e 1,12. Ambos os sistemas de pontuação apresentam uma correlação de 0,22 e o valor de p é

de 0,027, o que é um valor estatisticamente significativo.

Gráfico 14: Correlação entre o total da pontuação de Tzanakis e o total da pontuação MASS

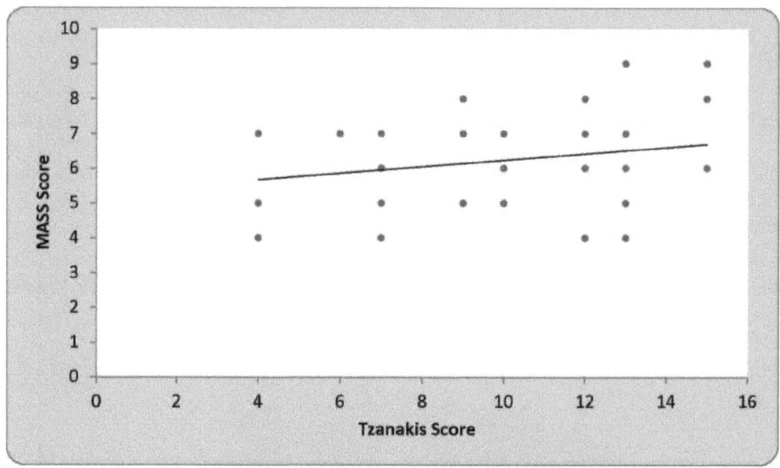

Tabela 15: Sensibilidade e especificidade da USG e dos achados histopatológicos da pontuação de Tzanakis

Constatação da USG		Achados histopatológicos		Total
		Positivo	Negativo	
	Positivo	73	7	80
	Negativo	16	4	20
Total		89	11	100
Valor de $\aleph 2$		2,06, p-valor=0,15,NS,p>0,05		

A Tabela n.º 15 e o Gráfico n.º 15 mostram que o rácio de Odd é de 2,60 (0,68-9,98), a sensibilidade

é de 82,02% (72,45-89,36%), a especificidade é de 36,36% (10,93-69,21%), o valor preditivo positivo

é de 91,25% (82,80-96,41%), o valor preditivo negativo é de 20% (5,7343,66%) e a exatidão é de

77%, de acordo com a tabela de pontuação de Tzanakis.

Gráfico 15: Sensibilidade e especificidade dos achados USG e histopatológicos da pontuação de Tzanakis

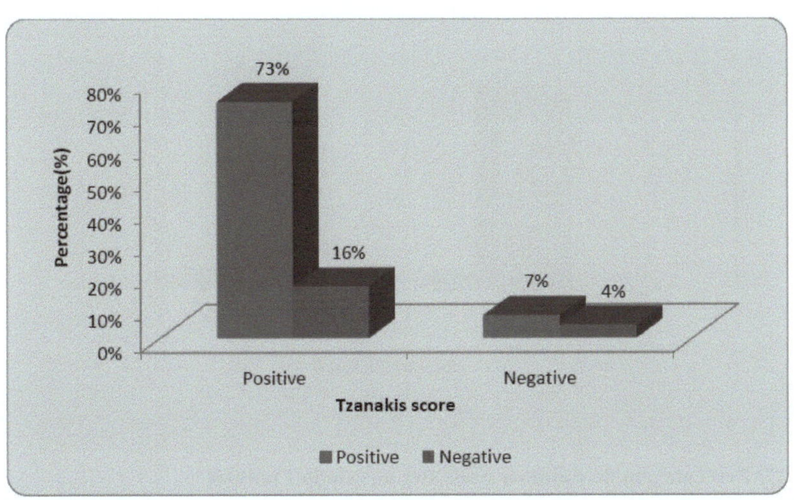

Tabela 16: Sensibilidade e especificidade da pontuação total de MASS e dos resultados histopatológicos

Total MASS		Achados histopatológicos		Total
		Positivo	Negativo	
Pontuação	Positivo	87	9	96
	Negativo	2	2	4
Total		89	11	100
Valor de ℵ2		6,47, p-valor=0,011,S,p<0,05		

A Tabela n.º 16 e o Gráfico n.º 16 mostram o Odd's Ratio 9,66 (1,21-77,16), a Sensibilidade 97,75% (92,12-99,73%), a Especificidade 18,18% (2,28-51,78%), o Valor Preditivo Positivo 90,63% (82,95-95,62%), o Valor Preditivo Negativo 50,00% (6,7593,24%) e a Exatidão 89% de acordo com a tabela do sistema de pontuação de Alvarado modificado.

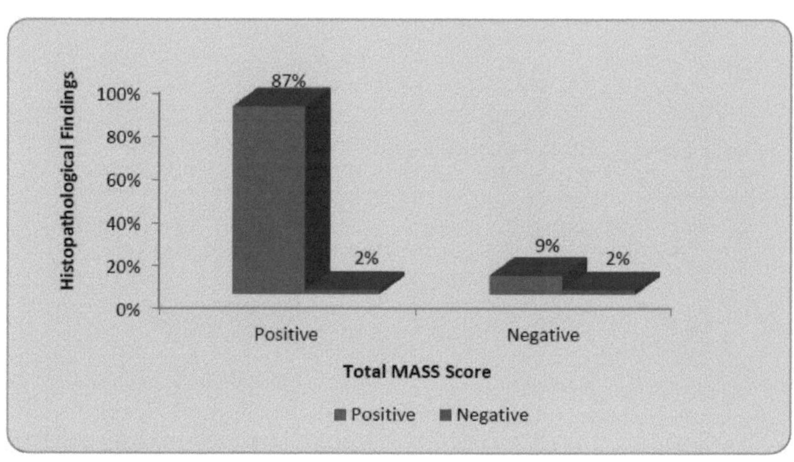

Quadro 17: Percentagem de sintomas presentes no estudo Tzanakis

Sintomas	N.º de doentes	Percentagem(%)
Ternura na RIF	100	100
Ternura de rebote	76	76
TLC >12000	30	30
Conclusões do USG	80	80

A Tabela n.º 17 e o Gráfico n.º 17 mostram os sintomas presentes no sistema de pontuação de Tzanakis. 100% dos doentes apresentam sensibilidade na fossa ilíaca direita, 76% apresentam sensibilidade de ressalto, 30% apresentam uma contagem total de leucócitos superior a 12000 e 80% apresentam resultados positivos na USG.

Gráfico 17: Percentagem de sintomas presentes no estudo de Tzanakis

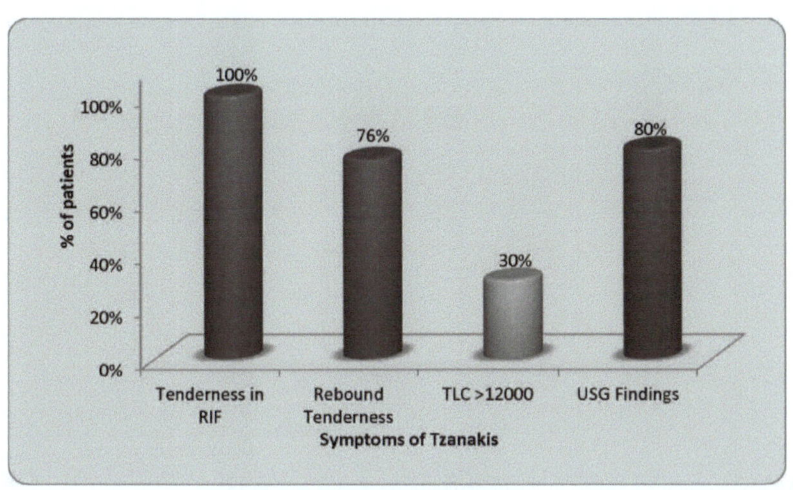

Quadro 18: Percentagem de sintomas presentes na MASS

Sintomas	N.º de doentes	Percentagem(%)
Ternura de rebote	76	76
Dor RIF migratória	52	52
Náuseas/Vómitos	82	82
Anorexia	88	88
Ternura na RIF	100	100
Temperatura elevada	69	69
Leucócitos	36	36

A Tabela no. 18 e o Gráfico n.º 18 mostram os sintomas presentes nos doentes de acordo com o sistema de pontuação de Alvarado modificado. 76% dos doentes apresentam sensibilidade de ressalto, 52% apresentam dor ilíaca direita migratória, 82% apresentam náuseas/vómitos, 88% anorexia, 100% apresentam sensibilidade na fossa ilíaca direita, 69% apresentam temperatura elevada e 36% apresentam leucocitose.

Gráfico 18: Percentagem de sintomas presentes na MASS

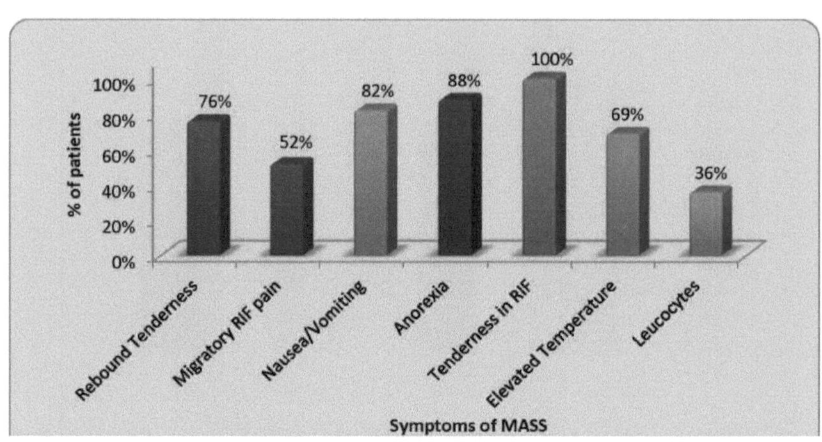

Tabela 19 : Acurácia diagnóstica da pontuação de Tzankis e MASS

	Pontuação de Tzankis	IC 95%	Pontuação MASS	IC 95%
Razão de Odd	2.60	0.68-9.98	9.66	1.21-77.16
Sensibilidade	82.02	72.45-89.36	97.75	92.12-99.73
Especificidade	36.36	10.93-69.21	18.18	2.28-51.78
PPV	91.25	82.80-96.41	90.63	82.95-95.62
VAL	20	5.73-43.66	50	6.75-93.24
Exatidão	77		89	

A Tabela n.º 19 e o Gráfico n.º 19 mostram a comparação dos resultados de ambos os sistemas de pontuação: sensibilidade, especificidade, VPP, VAL, exatidão do teste de Tzanakis 82,02%, 36,36%, 91,25%, 20%, 77% e sensibilidade, especificidade, VPP, VAL, exatidão do teste do sistema de pontuação de Alvarado modificado 97,75%, 18,18%, 90,63%, 50%, 89%, respetivamente.

Gráfico 19 : Acurácia diagnóstica de Tzankis e pontuação MASS

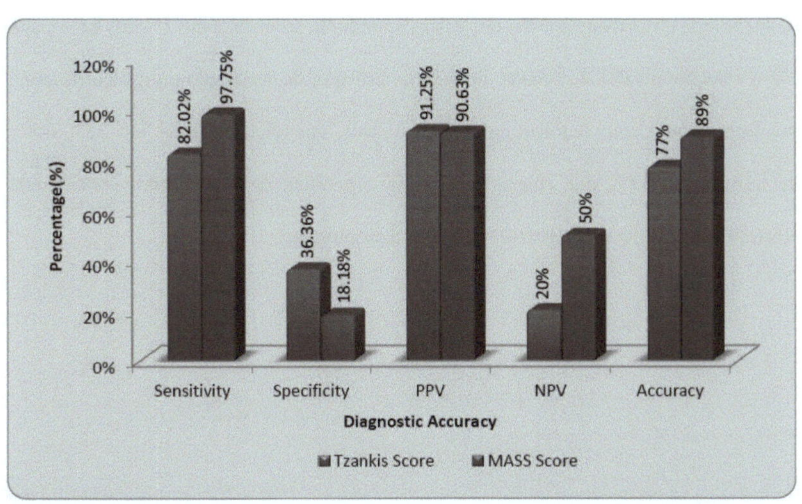

Tabela 20: Distribuição dos doentes de acordo com os resultados histopatológicos

Achados histopatológicos	N.º de doentes	Percentagem (%)
Apendicite aguda supurativa	19	19
Apendicite aguda	21	21
Apendicite Gangrenosa Aguda	1	1
Apendicite aguda ou crónica	3	3
Apendicite crónica com hiperplasia linfoide	1	1
Apendicite curada	2	2
Apendicite normal	11	11
Apendicite recorrente	2	2
Resolver a apendicite	6	6
Resolução da apendicite com fecolitos	1	1
Apendicite aguda com fecolito	1	1
Apendicite crónica	32	32

A tabela no .20 que mostra os achados histopatológicos do nosso estudo: apendicite supurativa aguda em 19% dos casos, apendicite gangrenosa aguda em 1% dos casos, apendicite aguda em 21% dos casos, apendicite aguda crónica em 3% dos casos, apendicite crónica com hiperplasia linfoide em 1%

dos casos, apendicite cicatrizada em 2% dos casos, apendicite recorrente em 2% dos casos, apendicite em fase de resolução em 6% dos casos, apendicite em fase de resolução com fecólito em 1% dos casos, apendicite aguda com fecólito em 1% dos casos, apendicite crónica em 32% dos casos e apendicite normal em 11% dos casos, sem causa específica de inflamação, considerada como apendicectomia negativa, conforme discutido com o patologista.

CAPÍTULO 6. DEBATE

Esta discussão baseia-se no estudo prospetivo comparativo de controlo de casos realizado no Departamento de Cirurgia Geral, Acharya Vinoba Bhave Rural Hospital, Jawaharlal Nehru Medical College, Sawangi (Meghe), Wardha, de julho de 2013 a setembro de 2015.

A apendicite aguda continua a ser uma emergência abdominal comum em todo o mundo. Embora haja muitos avanços no domínio do diagnóstico, mesmo com a invenção de exames modernos, o diagnóstico da apendicite aguda continua a ser um enigma para os cirurgiões responsáveis. Muitos dos exames não são nem 100% sensíveis nem 100% específicos. Ainda hoje, um exame clínico minucioso com investigações básicas, como a contagem de leucócitos, continua a ser a pedra angular do diagnóstico da apendicite aguda.

Muitos cirurgiões e médicos estão a adotar diferentes sistemas de pontuação para o diagnóstico a 100% da apendicite aguda. No entanto, a taxa de exatidão de todos os sistemas de pontuação não é satisfatória[35] .

No presente estudo, foram analisados 100 casos de apendicite aguda para comparar a sensibilidade, a especificidade e a precisão do diagnóstico do sistema de pontuação de Tzanakis e de Alvarado modificado e para saber qual o melhor sistema de pontuação para o diagnóstico da apendicite aguda. O sistema de pontuação de Tzanakis foi conduzido pela primeira vez na Universidade de Atenas, Faculdade de Medicina, Grécia, por Nicolaos E Tzanakis em 2005.[18]

A Pontuação de Alvarado Modificada[19] A pontuação de Alvarado foi modificada em 1994 por M. Kalan et al. Esta pontuação exclui um achado laboratorial, ou seja, o desvio para a esquerda da maturação dos neutrófilos (% de neutrófilos imaturos segmentados com contagem total normal de leucócitos), que foi excluído por não se tratar de uma investigação laboratorial de rotina. Por conseguinte, os doentes foram pontuados com 9 pontos em vez de 10 pontos em muitos estudos efectuados de acordo com o sistema de pontuação de Alvarado modificado.

Relativamente à idade, em estudos efectuados por Gallego G(1998)[40] e Chong CF (2011)[79] a incidência de apendicite abaixo dos 40 anos foi de 52% e 84,3%, respetivamente. No presente estudo, a apendicite foi mais frequentemente observada em doentes na segunda e quarta décadas de vida, com uma idade média de 31,3 anos e uma idade mediana de 22 anos. A idade média da população estudada foi de 24,81±11,69 anos, 8% dos doentes tinham entre 1 e 10 anos, 36% entre 11 e 20 anos, 32% entre 21 e 30 anos, 13% entre 31 e 40 anos, 8% entre 41 e 50 anos, 2% entre 51 e 60 anos e 1% entre 61 e 70 anos.

Quando se considera o rácio homem-mulher em casos de apendicite aguda, num estudo realizado por Addis DG (1990)[1] , o rácio homem-mulher foi de 1,3:1, num estudo realizado por Chong CF (2010)[7979] o rácio foi de 1,4:1, e no estudo de Kanumba (2013)[80] o rácio homem-mulher foi de 1:2,4, No presente estudo, verificou-se uma preponderância do sexo masculino. Dos 100 casos, 53 pacientes eram do sexo masculino e 47 do sexo feminino. Foram observados 68 doentes com apendicite entre os 11 e os 30 anos, com um rácio de homens e mulheres de 1,33: 1.

A sensibilidade em ricochete é um dos sinais importantes para o diagnóstico de apendicite aguda para os cirurgiões; estudos efectuados por Gallego et al. (1998)[40] , a sensibilidade em ricochete esteve presente em 56%, Bassem Abou Merhi et al. (2014)[81] mostrou 97,4%, Tzanakis et al.(2005)[18] mostrou 65,6%. No nosso estudo, de um total de 100 casos, 76% apresentavam sensibilidade de ressalto. No sexo masculino, 41 pacientes apresentaram sensibilidade de ressalto e, no sexo feminino, 35 pacientes apresentaram sensibilidade de ressalto.

A dor migratória na fossa ilíaca direita estava presente em 49% e 60,3% nos estudos efectuados por Gallego G(1998)[40] e Tzanakis et al.(2005)[18] respetivamente. No nosso estudo, a dor migratória na fossa ilíaca direita foi positiva em 52% dos doentes.

No que diz respeito à anorexia, nos estudos efectuados por Kallan M et al. (1994)[19] 85% dos doentes apresentavam anorexia, num estudo de Reddy GVB (2013)[82] et al. esta situação verificou-se em 60% dos casos, num estudo efectuado por Bassem Abou Merhi et al. (2014)[81] foi de 79,3%, em Tzanakis et al. (2005)[18] estava presente em 68,7% e no nosso estudo atual foi de 82%.

Palpamos o paciente para detetar sensibilidade na fossa ilíaca direita para avaliar o caso de apendicite aguda. No estudo realizado por George Mathews et al. (2002)[46] , a sensibilidade na fossa ilíaca direita foi de 99,1% e num estudo realizado por Mahato IP et al.(2011)[83] foi de 99,4%, num estudo de Bassem Abou Merhi et al.(2014)[81] foi de 93,1%, no estudo de Tzanakis et al. (2005)[18] esteve presente em 89,3% e no nosso presente estudo a sensibilidade da fossa ilíaca direita esteve presente em todos os casos, ou seja, 100%.

Dor, vómitos e febre são os critérios clínicos básicos para o diagnóstico de apendicite aguda. Num estudo realizado por George Mathews (2002)[46] et al, a febre estava presente em 74.03% dos doentes e num estudo de Reddy GVB(2013)[82] a febre estava presente em 76% dos casos, num estudo de Bassem Abou Merhi et al.(2014)[81] a febre estava presente em 89,2%, num estudo de Tzanakis(2005)[18] a febre estava presente em 73,3%.

A contagem total de leucócitos é um componente importante no diagnóstico da apendicite, sendo que o valor normal se situa entre 4000-11000/mm, em estudos efectuados por Peiper et al. (1982)[84] estava elevada em 60%, em Gallego G (1998)[40] estava elevada em 65% e num estudo de Doraiswamy (1979)[85] estava elevada em 42%. No nosso estudo atual, estava aumentado em 36%.

Tabela 10: Distribuição dos pacientes de acordo com o Total de MASS

Total de MASS	N.º de doentes	Percentagem(%)
Muito improvável(1-4)	4	4.0
Provável(5-7)	80	80.0
Existir(8-9)	16	16.0
Total	100	100.0
Média ± DP	6.40±1.09	

O nosso objetivo básico do estudo era comparar o MASS e o sistema de pontuação de Tzanakis. Num estudo de Reddy GVB[82] , a análise dos indivíduos com base na pontuação de Alvarado modificada indica que 68% dos indivíduos apresentaram uma pontuação superior a 7, enquanto 22% dos indivíduos apresentaram uma pontuação entre 5 e 7. Apenas 10% dos sujeitos obtiveram uma pontuação entre 1 e 4. No nosso estudo, 16% dos sujeitos apresentaram uma pontuação superior a 7, sendo que 80% dos sujeitos apresentaram uma pontuação entre 5 e 7. Apenas 4% dos indivíduos tinham uma pontuação entre 1 e 4 Posteriormente, estudámos a correlação entre a pontuação de Alvarado modificada e a histopatologia da amostra do apêndice.

Num estudo realizado por Singh K[86] , 14% dos doentes apresentavam uma pontuação Alvarado modificada de 1-4, 26 doentes tinham uma pontuação inferior a 7 e 60 doentes tinham uma pontuação superior ou igual a 7.

A contagem de leucócitos superior a 12000 foi utilizada como critério de diagnóstico no estudo de Tzanakis[18] para o diagnóstico de apendicite aguda. No seu estudo, a contagem de leucócitos superior a 12000 estava presente em 60,3% e, no nosso estudo, 30% apresentavam uma contagem de leucócitos superior a 12000.

Nikolas E.Tzanakis et. Al.(2005)[18] descreveram um sistema de pontuação, que incluía a avaliação clínica, parâmetros laboratoriais e ultrassonografia. Existem 4 variáveis numa escala total de 15 pontos e uma pontuação de 8 ou mais de 8 é considerada como valor de corte para o diagnóstico de apendicite aguda e necessita de cirurgia.

Um estudo no Kathmandu Model Hospital, em Katmandu, Nepal, efectuado por Sigdel et al.(2011)[57] no Departamento de Cirurgia para comparar a pontuação de Tzanakis e o sistema de pontuação de Alvarado modificado.

Todos os estudos efectuados para avaliar o sistema de pontuação de Tzanakis são reduzidos, desde 2005, quando foi realizado pela primeira vez em Atenas, apenas conseguimos obter alguns estudos efectuados para avaliar o sistema de pontuação de Tzanakis, ninguém tinha apresentado os resultados de mais de 12000 contagens por cmm, pelo que não foi possível compará-lo com quaisquer outros estudos de Tzanakis.

Ultrassonografia para o diagnóstico de apendicite aguda

A ultrassonografia é, mais uma vez, um dos exames importantes efectuados em casos de apendicite aguda; também desempenha um papel importante no diagnóstico de qualquer outra patologia que não a apendicite. O estudo realizado por Al-Ajerami[87] mostrou que a especificidade e a sensibilidade globais da ecografia em casos de apendicite aguda eram de 84,8% e 83,3%, respetivamente. No estudo de Obermaier et al. (2003)[88] , realizado na Alemanha, foi feita uma revisão sistémica de 69 artigos, e os resultados dos estudos de um único centro, a sensibilidade e a especificidade do seu estudo foram de 81,6% e 89,8%, respetivamente. Num estudo realizado por Terasawa et al (2004)[89] , foi referido que a ultrassonografia tinha uma sensibilidade global e uma especificidade de 86% e 81%, respetivamente.

Na Coreia, SH Yu et al.(2005) efectuaram uma grande meta-análise[90] sobre o papel da USG de compressão graduada no diagnóstico da apendicite aguda há alguns anos, incluindo 22 artigos. A sensibilidade e a especificidade globais foram de 86,7% e 90,0%, respetivamente. Em particular, o seu estudo sugeriu que a ultrassonografia poderia ser útil para o diagnóstico de apendicite aguda, especialmente quando os pacientes são mais jovens e altamente sugestivos do ponto de vista clínico.

Num estudo realizado por Javidi Parsijani P et al.(2013)[91] para determinar a precisão da ultrassonografia para o diagnóstico de apendicite aguda, a ultrassonografia demonstrou ter uma sensibilidade e especificidade de 75% e 69,2%, respetivamente.

O nosso estudo mostra uma sensibilidade e especificidade marginalmente melhores da ultrassonografia para o diagnóstico de apendicite aguda, com 82,02% e 36,36%, respetivamente.

Após a introdução da pontuação de Alvarado em 1986, esta foi modificada por Kalan et al em 1994. O estudo mostrou uma sensibilidade de 82,75% e uma especificidade de apenas 25%. No nosso estudo, a sensibilidade da pontuação de Alvarado modificada para diagnosticar a apendicite aguda foi de 97,75%, enquanto a especificidade foi de 18,18%. A exatidão do diagnóstico da pontuação de Alvarado modificada no nosso estudo foi de 89% e o rácio ímpar foi de 9,66%.

O estudo de Hemant Nautiyal et al.[58] demonstrou ter uma sensibilidade de 40%; especificidade de 93,33%; valor preditivo do teste positivo de 93,33%; valor preditivo do teste negativo de 40%;

exatidão de 56% para a pontuação de Alvarado modificada. No nosso estudo, a sensibilidade foi de 97,75, a especificidade foi de 18,18; o valor preditivo do teste positivo foi de 90,63%; o valor preditivo do teste negativo foi de 50%; a exatidão do diagnóstico da pontuação de Alvarado modificada foi melhor no nosso estudo, que foi de 89%.

No estudo de Kanumba et al. (2011)[80] , a sensibilidade e a especificidade do sistema de pontuação de Alvarado modificado foram de 94,1% e 90,4%, respetivamente. O valor preditivo positivo e o valor preditivo negativo foram de 95,2% e 88,4%, respetivamente. A exatidão da pontuação de Alvarado modificada foi de 92,9%. Os dados são comparáveis aos do nosso estudo em termos de sensibilidade e especificidade, que são 97,75% e 18,18%, respetivamente. No nosso estudo, o valor preditivo positivo, o valor preditivo negativo e a exatidão da pontuação de Alvarado modificada para o diagnóstico de apendicite aguda foram de 90,63%, 50% e 89%, respetivamente.

No estudo de Chong C F et al.[79] a sensibilidade foi de 68,32%, a especificidade foi de 87,91%, o valor preditivo positivo foi de 86,25%, o valor preditivo negativo foi de 71,43% e a exatidão foi de 86,51% para o sistema de pontuação de Alvarado modificado. No nosso estudo, os valores são comparáveis para a sensibilidade, a especificidade, o valor preditivo positivo, o valor preditivo negativo e a exatidão do diagnóstico da pontuação de Alvarado modificada, que são 97,75%, 18,18%, 90,63, 50% e 89%, respetivamente.

No estudo de Maral F Thabit et al.[92] , a sensibilidade foi de 93%, a especificidade foi de 50%, o valor preditivo positivo foi de 91%, o valor preditivo negativo foi de 14% e a exatidão foi de 87% para o sistema de pontuação de Alvarado modificado. No nosso estudo, os valores são comparáveis para a sensibilidade, a especificidade, o valor preditivo positivo, o valor preditivo negativo e a precisão do diagnóstico da pontuação de Alvarado modificada, que são 97,75%, 18,18%, 90,63, 50% e 89%, respetivamente.

Tzanakis

Tzanakis et al referiram que o seu sistema de pontuação tinha uma sensibilidade e especificidade de

95,4% e 97,4%, respetivamente. De acordo com o nosso estudo, a sensibilidade do sistema de pontuação de Tzanakis foi de 82,02%, o que é comparável à de Tzanakis et al.

Nicholoas E. Tzanakis et al. em 2005[18] descreve um sistema de pontuação, no seu estudo prospetivo de 303 adultos, utilizando um ponto de corte de pontuação total de ,8 pontos para apendicite aguda, sensibilidade, especificidade, exatidão e área sob a curva da pontuação proposta foram de 95,4%, 97,4%, 96,5% e 93%, respetivamente, excedendo notavelmente quando comparado com modelos anteriores para o diagnóstico de apendicite aguda. O sistema de pontuação de Tzanakis é uma combinação da avaliação clínica, da imagiologia por ultra-sons e da contagem total de leucócitos, o que pode aumentar a precisão do diagnóstico em indivíduos com suspeita de apendicite aguda, especialmente nos casos em que a tomografia computorizada não está disponível por rotina em muitos centros.

Sigdel GS et.al.(2010)[57] realizaram um estudo no Hospital Modelo de Kathmandu, no Nepal, que comparou a pontuação de Tzanakis e o sistema de pontuação de Alvarado, e concluíram: A sensibilidade, a especificidade e a exatidão global do diagnóstico da pontuação de Tzanakis foram de 91,48% e 66,66% e 90%, respetivamente. A sensibilidade, a especificidade e a exatidão global do diagnóstico da pontuação de Alvarado foram de 81,91%, 66,66% e 81%, respetivamente. A taxa de apendicectomia negativa foi de 6%.

De acordo com o sistema de pontuação de Tzanakis, no nosso estudo, a sensibilidade é de 82,02% (72,45-89,36%), a especificidade é de 36,36 (10,93-69,21%), o valor preditivo positivo é de 91,25% (82,80-96,41%), o valor preditivo negativo é de 20% (5,73-43,66%) e a exatidão é de 77% e o rácio de probabilidades é de 2,60 (0,68-9,98).

No estudo de Malla BR et al. 201493, a taxa de apendicectomia negativa foi de 8% e no estudo de Sigdel GS et al.[57] 2010 foi de 6%. No presente estudo, a taxa de apendicectomia negativa foi de 11%.

CAPÍTULO 7. LIMITAÇÕES DO ESTUDO

- Existem poucos estudos disponíveis sobre o sistema de pontuação de Tzanakis, pelo que são necessários mais estudos.

- A ultrassonografia é segura e facilmente disponível com taxas de precisão entre 71 e 97%, embora seja altamente dependente do ultra-sonografista e difícil em pacientes obesos.

CAPÍTULO 8. RESUMO

Este resumo baseia-se no estudo prospetivo comparativo de controlo de casos realizado no Departamento de Cirurgia Geral, Acharya Vinoba Bhave Rural Hospital, afiliado ao Jawaharlal Nehru Medical College, Sawangi (Meghe), Wardha, após a devida autorização do comité institucional de Ética, este estudo foi realizado de julho de 2013 a setembro de 2015. Os doentes que deram o seu consentimento para o estudo foram incluídos no estudo.

A apendicite aguda é mais frequentemente encontrada clinicamente como um abdómen agudo.

É uma das causas mais comuns de emergência cirúrgica. A apendicite aguda é um problema importante enfrentado por cirurgiões e radiologistas na rotina diária.

Pode evoluir para perfuração e ter uma elevada mortalidade e morbilidade. É por isso que os cirurgiões operam os casos em vez de ficarem à espera. Devido ao dilema na precisão do diagnóstico clínico e para saber qual o melhor sistema de pontuação no diagnóstico da apendicite aguda, decidimos realizar este estudo no nosso instituto.

Alvarado A (1986) et al - descreveram um sistema de pontuação prático que inclui sensibilidade localizada no quadrante inferior direito, leucocitose, migração da dor, desvio para a esquerda, elevação da temperatura, náuseas, vómitos, anorexia e dor de ressalto direta. A pontuação ajudou a interpretar o quadro confuso da apendicite aguda

A pontuação de Alvarado foi modificada por M. Kalan et al. que exclui um resultado laboratorial; o desvio à esquerda da maturação dos neutrófilos (% de neutrófilos imaturos segmentados com contagem total normal de leucócitos). Este parâmetro laboratorial foi excluído porque não estava disponível por rotina nos laboratórios. Por conseguinte, os doentes foram classificados com 9 pontos em vez de 10.

Sistema de pontuação de Tzanakis este estudo foi realizado pela primeira vez na Universidade de Atenas, Faculdade de Medicina, Grécia, por Nicolaos E Tzanakis em 2005

Posteriormente, foi realizado no Kathmandu Model Hospital Nepal por Sigdel GS et al. em 2011. As pontuações de Alvarado e de Alvarado modificado foram desenvolvidas para ajudar no diagnóstico, mas ambos os sistemas de pontuação têm uma sensibilidade e especificidade fracas quando aplicados em populações do Médio Oriente e da Ásia

Nos resultados do nosso estudo do Sistema de Pontuação de Alvarado Modificado, a Sensibilidade é de 97,75% (92,12-99,73%), a Especificidade é de 18,18% (2,28-51,78%), o Valor Preditivo Positivo é de 90,63% (82,95-95,62%), o Valor Preditivo Negativo é de 50,00% (6,75-93,24%), o Rácio de Probabilidade é de 9,66 (1,21-77,16) e a Precisão é de 89%.

Os resultados do estudo de Tzanakis mostram que a Sensibilidade é de 82,02% (72,4589,36%), a Especificidade é de 36,36 (10,93-69,21%), o Valor Preditivo Positivo é de 91,25% (82,80-96,41%), o Valor Preditivo Negativo é de 20% (5,73-43,66%), o Rácio de Probabilidade é de 2,60 (0,68-9,98) e a Exatidão é de 77% no sistema de pontuação de Tzanakis.

Ambos os estudos mostram uma correlação positiva. Não foram efectuados muitos estudos para avaliar a precisão do diagnóstico deste sistema de pontuação promissor quando aplicado a populações do subcontinente indiano. Publicou o seu artigo em 2011 e, desde então, durante estes 4 anos, foram efectuados menos estudos. Tanto quanto é do nosso conhecimento, este estudo é o primeiro realizado no nosso instituto. Comparar a sensibilidade, a especificidade e a exatidão do diagnóstico do sistema de pontuação de Tzanakis e de Alvarado modificado e saber qual o melhor sistema de pontuação para o diagnóstico de apendicite aguda.

CAPÍTULO 9. CONCLUSÃO

Comparámos dois sistemas de diagnóstico de apendicite aguda.

Estes dois sistemas de pontuação foram o sistema de pontuação de Alvarado modificado e o sistema de pontuação de Tzanakis.

O sistema de pontuação de Tzanakis é novo e consiste na ultrassonografia juntamente com a avaliação clínica e a contagem total de leucócitos.

Nos resultados do nosso estudo do Sistema de Pontuação de Alvarado Modificado, a Sensibilidade é de 97,75% (92,12-99,73%), a Especificidade é de 18,18% (2,28-51,78%), o Valor Preditivo Positivo é de 90,63% (82,95-95,62%), o Valor Preditivo Negativo é de 50,00% (6,75-93,24%), o Rácio de Probabilidade é de 9,66 (1,21-77,16) e a Precisão é de 89%.

Os resultados do estudo de Tzanakis mostram que a sensibilidade é de 82,02 % (72,4589,36%), a especificidade é de 36,36 (10,93-69,21%), o valor preditivo positivo é de 91,25 % (82,80-96,41%). O valor preditivo negativo é de 20% (5,73-43,66%), o rácio de probabilidade é de 2,60 (0,68-9,98) e a exatidão é de 77% no sistema de pontuação de Tzanakis. Ambos os estudos mostram uma correlação positiva. Mas quando pensamos qual é o melhor sistema de pontuação de Alvarado modificado é melhor do que o sistema de pontuação de Tzanakis, uma vez que no sistema de Tzanakis há hipóteses de enviesamento do observador e não esperamos que a contagem total de leucócitos suba para 12000/cmm se houver suspeita clínica. Por conseguinte, este é o nosso resultado final após a comparação destes estudos.

REFERÊNCIAS

1. Addiss DG, Shaffer N, Fowler BS, Tauxe RV: Epidemiology of appendicitis and appendectomy in the United States. Am J Epidemiol. 1990; 132:91025

2. Hoffmann J, Rasmussen OO. Aids in the diagnosis of acute appendicitis. Br J Surgery 1989; 76: 774- 79.

3. Anónimo. A sound approach to diagnosis of acute appendicitis (editorial). Lancet. 1987;1:198-200

4. John H, Neff U, Kelemen M. Diagnóstico da apendicite hoje: deduções clínicas e ultra-sónicas. World Journal Surgery 1993; 17:243-249.

5. Balthazar EJ, Megibow AJ et al. C de apendicite. Am J Radiology. 1986; 6: 185 - 193.

6. Takada et al. Diagnóstico ultrassonográfico de apendicite aguda em indicação cirúrgica. In Surg. 1986; 68:68-69.

7. Clarke PJ et al. A utilização da laparoscopia no tratamento da dor na fossa ilíaca direita. Ann R College Surgery Engl .1986; 68: 68-69.

8. Eric BR et al. Tc - 99 - HMPAO white blood cell scan for diagnosis of acute appendicitis in patients with equivocal clinical presentation. Ann Surgery 1997; 226(1): 58 - 65.

9. Broushok KF, Jeffrey RB Jr, laing FC et al. Diagnóstico ultrassonográfico de perfuração em pacientes com apendicite aguda. AJR. 1990; 154: 275 - 8.

10. Fitz RH. Inflamação perfurante do apêndice vermiforme: com especial referência ao seu diagnóstico e tratamento precoces. Am J. Med Science.1886; 92:321- 346.

11. Bailey LE, Finley RK, Miller SF, Jones LM. Apendicite aguda durante a gravidez. Ann Surgery. 1986 Apr; 52(4): 218-21.

12. Nakhgevany KB, Clarke LE. Acute appendicitis in women of childbearing age. Arch Surgery, 1986 Sept; 121(9): 1053 - 5.

13. Brown SP, Ellis BW. Hamilton Baily's Emergency Surgery.13th edition. Nova Iorque:Arnold;2000.P 399-400.

14. Korner H, Sondenna K, Soreide JA, et al. Incidência de apendicite aguda não perfurada e perfurada: Age - specific and sex specific analysis. World J surgery 1997; 21: 313.

15. Flum DR, koepsell.O diagnóstico incorreto da apendicite diminuiu ao longo do tempo? Uma análise baseada na população. Arch surgery 2002; 137: 799.

16. Flum DR, Koepsell T. The clinical and economic correlates of misdiagnosed appendicitis: Nationwide analysis. Arch surgery 2002; 137: 799.

17. Olutola PS. Plain film radiographic diagnosis of acute appendicitis: an evaluation of the signs. Can Assoc Radiology J, 1988 Dec; 39(4):254-6.

18. Tzanakis NE, Efstathiou SP, Danulidis K. et al. Uma nova abordagem para o diagnóstico exato da apendicite aguda. World Journal Surgery. 2005 Sep; 29(9): 1151-6.

19. Kalan M, Talbot D, Cunliffe WJ, Rich AJ. Avaliação da pontuação de Alvarado modificada no diagnóstico de apendicite aguda: um estudo prospetivo. Ann R Coll Surgery Engl 1994; 76:418-9.

20. Alvarado A. Um registo prático para o diagnóstico precoce da apendicite aguda. Ann Emergency Med 1986; 15:557-64.

21. Richard. A Williams e Paul Myers - Monografia - Patologia do Apêndice. 1ª edição. Chapman and Hall Inc; 1994.

22. Townsend CM, Beauchamp RD, Evers BM e Mattox KL. Sabiston Text Book of surgery. Saunders International. 15ª edição. 1997; 964 - 970 e 17ª edição. 2004; 1381- 1397.

23. Richard. A Williams e Paul Myers - Monografia - Patologia do Apêndice. 1ª edição. Chapman and Hall Inc; 1994

24. Zinner Michael J, Schwartz Seymour I, Ashley SW, Ellis H, Mc Fadden DW. In Maingot's abdominal operations. Mc Graw Hill. 10ª Edição. 2001; 1191 - 1227.

25. Robbins Stanley L, Angell M e Kumar V. Patologia Básica. WB Saunders International. 5ª

edição. 1994; 519 - 520.

26. Detmer DE, Nevere LE, Sikes Ed et al. Regional results in acute appendicitis care. JAMA 1981; 246: 1318 - 20.

27. Luhmann J, Schneider A, Braun L. Diagnóstico de apendicite aguda: Só a experiência ajuda. Med Klin 1980; 11 de abril, 75(8): 303-6.

28. Deutsch A, Leopold GR. Demonstração ultra-sónica do apêndice inflamado - relato de caso. Radiologia 1981; 140: 163 - 164.

29. Teicher I, Landa B, Cohen M, Kabnick L, Wise L. Sistema de pontuação para ajudar no diagnóstico de apendicite. Ann Surgery 1983; 198: 753-759

30. Butchman TG, Zuidema GD. Razões para o atraso no diagnóstico de apendicite aguda. Surgery Gynecology Obstetrics. 1984; Mar, 158(3):206-6.

31. Burns RP, Cochran JL, Russel WL, Bard RM. Apendicectomias em pacientes maduros. Ann Surgery. 1985 Jun; 201(6): 695-704.

32. Nakhgevany KB, Clarke LE. Acute appendicitis in women of childbearing age. Arch Surgery, 1986 Sept; 121(9): 1053 - 5.

33. Puylaert JBCM. Apendicite aguda - avaliação por US usando compressão graduada. Radiologia, 1986; 158, 355-360.

34. Abu-Yousef MM, Phillips ME, Franken EA Jr, Al-Jurf AS, Smith WL. Sonografia da apendicite aguda: uma revisão crítica: Critical Rev Diagnostic Imaging. 1989; 29 (4): 381-408.

35. Paulman AA, Huebner DM, Forrest TS. Sonografia no diagnóstico de apendicite aguda. Am Fam Physician 1991; 44(2):465-468.

36. Christan F, Christan GP. Um sistema de pontuação simples para reduzir a taxa de apendicectomia negativa. Ann of Rcs England. 1992; 74, 281-285.

37. Korner H, Sondenaa K, Soreide JA, Andersen E et al. The study of negative appendectomy rates in Male and Female: age specific and Sex specific analysis. World J surgery 1997; 21: 313- 317.

38. Gupta H, Dupuy DE. Avanços na imagiologia do abdómen agudo. Cirurgia clínica nerth Am. 1997; 77(6): 1245-1263.

39. Rao PM, Rhea J, Novelline RA et al. Técnica de TC helicoidal para o diagnóstico de apendicite: Avaliação prospetiva de um exame de TC focado no apêndice. Radiology 1997: 202(1): 139-144.

40. Gallindo Gallego, Fadrique, Neto, Calleja, Fernandej. Avaliação da ultrassonografia e do escore diagnóstico clínico na suspeita de apendicite. British Journal Surgery. 1998; 85, 3740.

41. Fingerhut A, Millat B, Borrie F. Laparoscopic versus open appendectomy: Time to decide. Revista Mundial de Cirurgia 1999; 23: 835.

42. Sudhir Kumar Mohanty, Kaushik SI. Avaliação da pontuação de Alvarado modificada na diminuição da taxa de apendicectomia negativa - nossa experiência. IJS. vol.62. 2000; 5, 342-343.

43. Geryk B, Kubikova E, Jakubovsky J. Quadro clínico histopatológico da apendicite aguda em crianças. Rozhchir. 2000 maio; 79(5), 211-214.

44. Enochsson L, Hellberg A, Rudberg C et al. Laparoscopia versus apendicectomia aberta em pacientes com excesso de peso. Surgical Endoscopy 2001; 15, 387.

45. Bhattacharjee PK, Choudhary T, Roy D. Prospective Evaluation of modified Alvarado Score for diagnosis of acute appendicitis. Jornal da Associação Médica Indiana. Volume 100. maio de 2002.

46. George Mathews John, Siba Prasad Pattanayak, Charan Panda, K. Raja Ram Mohan Rao. Avaliação da ultrassonografia como um auxiliar de diagnóstico útil na apendicite. IJS. Vol. 64. 2002; No.5, 436-439.

47. Joseph T Naoum, Willaim J, Mileski, John A. Daller. A utilização da tomografia computorizada abdominal diminuiu a frequência de erros de diagnóstico em caso de suspeita de apendicite. Am Journal. 2002; 184, 587-590.

48. Sivit CJ, Applegate KE. Imagiologia da apendicite aguda em crianças. Seminário Ultrassom CT MR. 2003 Abr; 24(2): 74-82.

49. De U, De Krishna K. Stump appendicitis. IJM. 2004 Jun; 102(6): 329.

50. Nguyen NT, Zainabadi K, Mavanadadi S, Paya M. Trends in utilization and outcomes of laparoscopic versus open appendectomy. Am J Surg. 2004 Dec; 188(6): 813-820.

51. Jones K, Penna AA, Dunn EL, Nadalo L, Mangram AJ. Are negative appendectomies still acceptable? Am Journal surgery. 2004 Dec; 188(6): 748- 754.

52. Hansen AJ, Young SW, De petris G, Tessier DJ. Histolgic severity of appendicitis can be predicted by computed tomography. Arch Surgery. 2004 Dec; 139(12): 1304-08.

53. Kumar S, Jain S. Treatment of appendiceal mass: Ensaio clínico aleatório e propsectivo. Indian Journal Gastroenterology .2004 Sep - Oct; 23 (5): 165 - 167.

54. Blab E, Kohlhuber U, Tillawi S, Schweitzer M, Stangl G, Ogris E, Rokitansky A. Advancements in the Diagnosis of acute appendicitis in children and adolescents (Avanços no diagnóstico de apendicite aguda em crianças e adolescentes). European Journal Paediatric Surgery. 2004 Dec; 14 (6): 404-9.

55. Old JL, Dusing RW, Yap W, Dirks J. Imaging for suspected appendicitis. Am Farm Physician. 2005 Jan 1; 71 (1): 71-78.

56. Sakellaris G, Telimis S, Charissis G. Acute appendicitis in preschool-age children (Apendicite aguda em crianças em idade pré-escolar). European Journal Paediatric. 2005 Feb; 164 (2): 80-3.

57. Sigdel GS, Lakhey PJ, Mishra PR et al. Pontuação de Tzanakis vs pontuação de Alvarado na apendicite aguda. JNMA J Nepal Med Assoc.2010 Abr-Jun;499(178):96-9.

58. Hemant Nautiyal, Shabi Ahmad, N. K. Keshwani, D. N. Awasthi. Combined use of modified Alvarado score and USG in decreasing negative appendectomy rate. Indian J Surg (janeiro-fevereiro de 2010) 72:42-48

59. Shirzad Nasiril, Fatemeh Mohebbi, Nassim Sodagari, Anushiravan Hedayat. Valores de diagnóstico da ecografia e do Sistema de Pontuação de Alvarado Modificado na apendicite aguda International Journal of Emergency Medicine 2012, 5:26

60. Williams, Warwick. Splanchnology. Gray's anatomy peter L Williams; 37ª edição; Churchill

Livingstone. 1989; 1366-7

61. Harold Ellis; Apêndice; In: Maingot's abdominal operations; Seymour I Schwartz; 9ª edição; Appleton & Lange. 1990; 953-975

62. Das S. Clinical methods of Surgery (Métodos clínicos de cirurgia). 5ª edição, 382.

63. Livro de Texto de Anatomia Cirúrgica de Macgregor. 12ª edição.

64. Kumar V, Abbas AK, Fausto N. Rrobbins and Cotran Pathologic basis of diseases.7th edition,Elsevier.2004;870

65. Juan Rosai; Appendix In : Aackerman's surgical pathology .Juan Rosai,8th edition ;Mosby.1996;711-15.

66. Charles V. Mann; O Apêndice Vermiforme. A prática curta de cirurgia de Baily & Love. Charles V Mann, Russel. Norman S Williams;22nd edition 1995;828-40.

67. John SP Lumley. The Acute Abdomen; In; Hamilton Bailey's Physical signs, Demonstration of Physical signs in clinical surgery. John SP Lumley,18th edition;Butterworth-Heinmann.1997;304-6.

68. Alder's N. Assign for differentiating uterine from extra uterine complications of pregnancy. British Medical Journal. 1951; 2, 1194.

69. Ronan 'O' Conell. The vermiform appendix, Bailey and Love Short practice of surgery. 24ª edição, 1203-1218.

70. Fields JA et al. Am Journal Surgery. 1967; 113:269.

71. Hui TT, Major KM, Avital I et al. Outcome of elderly patients with appendicitis. Arch Surgery. 2002; 137: 995.

72. Parker W. Med. Rec; 1867; 2, 25-27.

73. Rosemary A, Kozar e Joel J. Roslyn. O apêndice; In: Schwartz's principles of surgery. Schwartz SI; 7ª edição; Mc Graw Hill. 1999; 13831393.

74. Kevin P. Lally, Charles S. Cox, Richard J. Andrassy. Apêndice; In: Sabiston text book of surgery.

Courpney M. Townsend; 16ª edição. Saunders, 2001; 917-926.

75. Duff SE, Dixon AR. Laparoscopic appendectomy: safe and useful for training. Ann R College Surgery England 2000; 82: 388-391.

76. Samuel, M. (2002). Pediatric appendicitis score Journal of Pediatric Surgery, 37(6), 877-881.

77. Kharbanda, A. B., Taylor, G. A., Fishman, S. J., & Bachur, R. G. (2005). Uma regra de decisão clínica para identificar crianças com baixo risco de apendicite Pediatria, 116(3), 709-716 doi:10.1542/peds.2005-0094

78. Lintula, H., Kokki, H., Kettunen, R., & Eskelinen, M. (2009). Appendicitis score para crianças com suspeita de apendicite. Um ensaio clínico aleatório Langenbeck's Archives of Surgery, 394(6), 999-1004. doi:10.1007/s00423- 008-0425-0

79. Chong CF, Adi MIW, Thien A, Suyoi A, Mackie AJ, Tin AS, Tripathi S, Jaman NH, Tan KK, Kok KY, Mathew VV, Paw O, Chua HB, Yapp SK. Desenvolvimento da pontuação RIPASA: um novo sistema de pontuação de apendicite para o diagnóstico de apendicite aguda. Singapore Med J 2010; 51(3): 220.

80. Emanuel S Kanumba, Joseph B Mabula, Peter Rambau, Phillip L Chalya. Sistema de pontuação de Alvarado modificado como ferramenta de diagnóstico para apendicite aguda no Centro Médico Bugando de Mwanza, Tanzânia.BMC.Surgery 2011.11:14.

81. Bassem Abou Merhi1, Mahmoud Khalil1, Nabil Daoud2,Comparação entre a avaliação do escore de Alvarado e o julgamento clínico na apendicite aguda, Med Arh. 2014 Feb; 68(1): 10-13

82. Vijay Bhaskar Reddy G, Subramanyam VV, Veersalingam B, Sreeram Sateesh, Gidion Bangla, Pasupuleti Sreenivasa Rao. Papel da pontuação de Alvarado no diagnóstico de apendicite aguda Jornal Internacional de Pesquisa em Ciências Médicas Int J Res Med Sci. 2013; 1 (4): 404-408

83. IP Mahato, R Bhandari, R Rajbhandari, S Kumari, AK YadavSensibilidade e especificidade das características clínicas utilizadas no sistema de pontuação de Alvarado Health Renaissance, janeiro-abril de 2011; Vol 9 (N.º 1);12-14

84. Pieper R, Kager L, Näsman P. Acute appendicitis: a clinical study of 1018 cases of emergency appendectomy. Ata Chir Scand. 1982;148(1):51-62.

85. Doraiswamy NV. Leucocyte counts in the diagnosis and prognosis of acute appendicitis in children (Contagem de leucócitos no diagnóstico e prognóstico de apendicite aguda em crianças). Br J Surg. 1979 Nov;66(11):782-4.

86. Kailash Singh, Shyam Gupta, Pinki Pargal, Application of Alvarado Scoring System in Diagnosis of Acute Appendicitis, JK SCIENCE Vol. 10 No. 2, abril-junho 2008

87. Al-Ajerami Sensibilidade e especificidade da ultrassonografia no diagnóstico de apendicite aguda. EMHJ, Vol. 18: No.1, 66-69.

88. Obermaier R, Benz S, Asgharnia M, Kirchner R, Hopt UT. Valor da ecografia no diagnóstico da apendicite aguda: Aspectos interessantes. Eur J Med Res. 2003;8:451-456.

89. Terasawa T, Blackmore CC, Bent S, Kohlwes RJ. Systematic review: Computed tomography and ultrasonography to detect acute appendicitis in adults and adolescents (Tomografia computadorizada e ultrassonografia para detetar apendicite aguda em adultos e adolescentes). Ann Intern Med. 2004;141:537-546

90. Yu SH, Kim CB, Park JW, et al: Ultrassonografia no diagnóstico de apendicite: avaliação por meta-análise. Korean J Radiol 2005, 6:267-277.

91. Javidi Parsijani P, Pourhabibi Zarandi N, Paydar S, Abbasi HR, Bolandparvaz S. Precisão da ultrassonografia no diagnóstico de apendicite aguda. Bull Emerg Trauma. 2013;1(4):158-163.

92. Maral F Thabit, Hani M Al An sari, Bashar R. Avaliação da Pontuação de Alvarado Modificada no Diagnóstico de Apendicite Aguda no Hospital Universitário de Bagdade. Kamoona A Revista Médica de Pós-Graduação do Iraque Vol.11, Suplemento, 2012

93. Malla BR1, Batajoo H1Comparação da pontuação de Tzanakis com a pontuação de Alvarado no diagnóstico efetivo de apendicite aguda. Kathmandu Univ Med J (KUMJ). 2014 Jan-Mar;12(45):48-50.

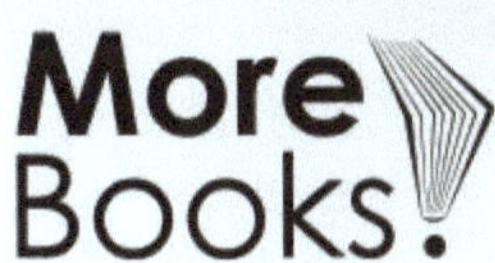

More
Books!

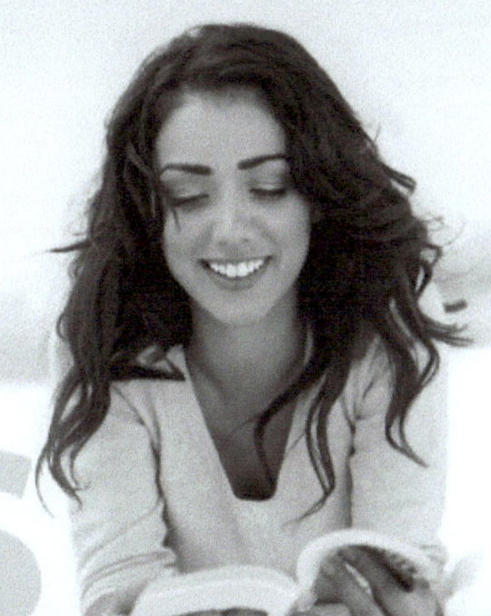

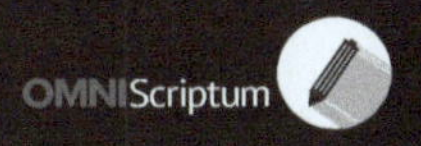

info@omniscriptum.com
www.omniscriptum.com
OMNIScriptum

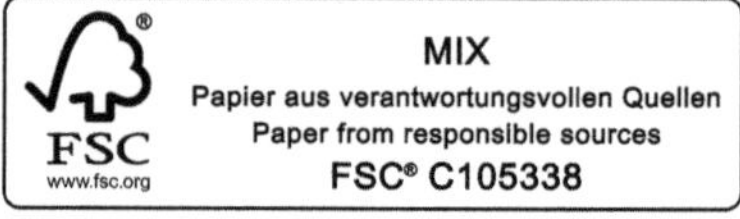

Printed by Books on Demand GmbH, Norderstedt / Germany